U0038102

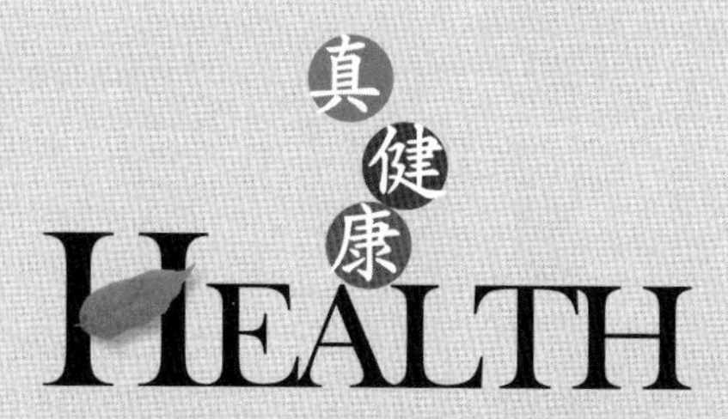
真
健
康
HEALTH

要瘦要美 也要吃喝玩樂

鄒瑋倫醫師◎著

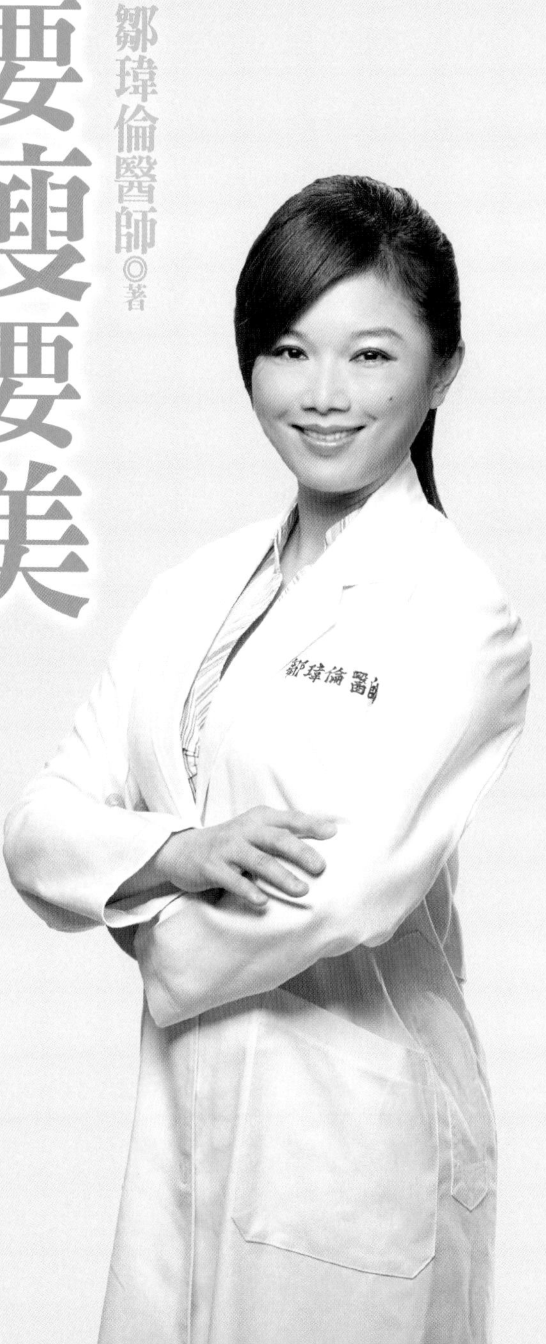

〈推薦序〉

療效真實的瘦身密碼

陳旺全

《要瘦要美也要吃喝玩樂》是多麼「聳動誘人」的書名，果真如此嗎？沒錯！青春美麗、窈窕身材是全世界所有人夢寐以求的願望，不管是傳統良方、現代醫學、基因體醫學，直至今天的奈米科技、生物科技，人們總是千方百計地想研究出令人健康美麗、創造出魔鬼身材的良方妙藥。

健康要維繫，青春要持久，身材要苗條，是不可能的任務嗎？不！要塑造出婀娜多姿，可愛宜人的身材，就要懂得如何飲食，以及怎樣拿捏情緒才不胖的理由！相信抓住要訣就可以「要瘦要美也要吃喝玩樂」，是多麼稱心如意的事。

鄒瑋倫醫師，自中國醫藥大學畢業後，積極投入醫療工作，臨床經驗豐富，是國內最燦爛的中醫界明珠。她才貌雙全，不單是癒疾治病，在塑造女性美麗身材的美容醫學中更是稱霸一方，她突破了要瘦要美的特殊方法，她實踐了瘦又有活力的吃喝玩樂，她以親身經歷把瘦身的妙招闡釋得淋漓盡致！

醫界常說「萬疾肥為首，百病胖為先」，沒錯！肥胖真的是現代人最大的殺手。不想讓殺手伴隨著，最好還是參考鄒醫師的瘦身密碼，以便早日修出婀娜多姿的美妙身材。

我雖然寫過十多本醫學保健書，發表過不少國際醫學期刊，但鄒醫師所著之《要瘦要美也要吃喝玩樂》這本書，確是思緒縝密、邏輯清楚、療效真實之好書。希望本書之出版，讓愛美的女性朋友擺脫瘦不下來之陰影，進而維持水嫩輕盈的窈窕身材。

●陳旺全醫學博士，現任行政院衛生署中醫藥委員會委員、台北市中醫師公會名譽理事長。

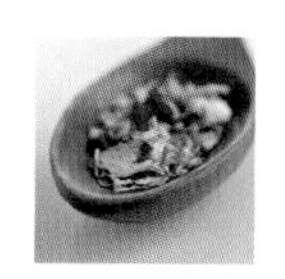
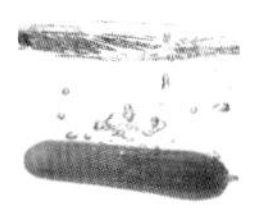
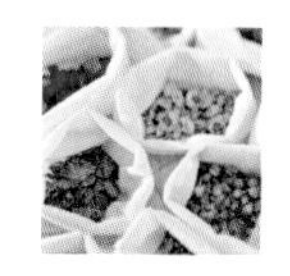

目錄

第一章 健康飲食・快樂享瘦・持續窈窕

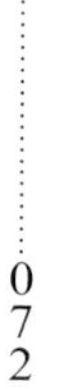

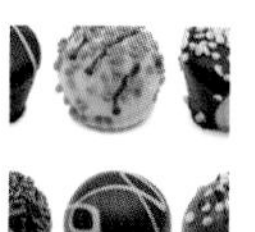
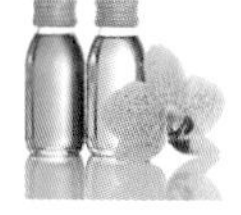
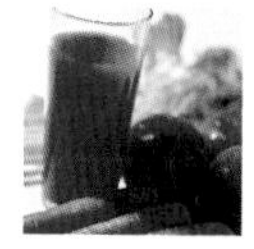

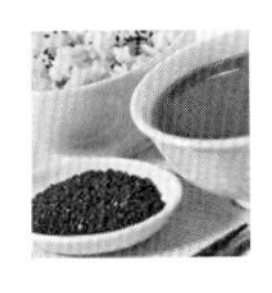
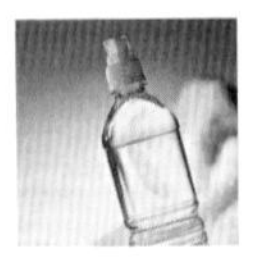
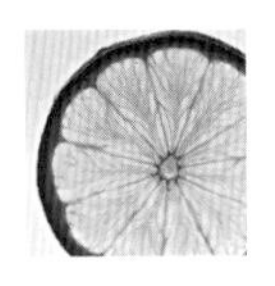

第二章

從裡到外・養身養心・青春美麗

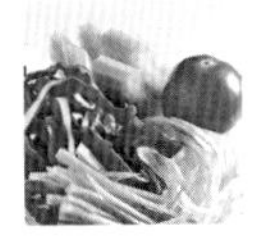
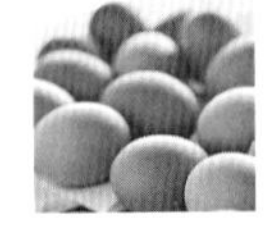
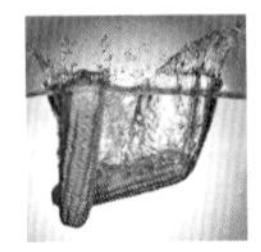

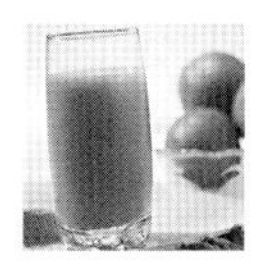
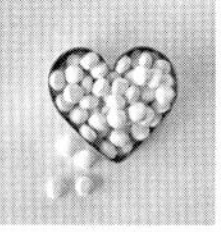
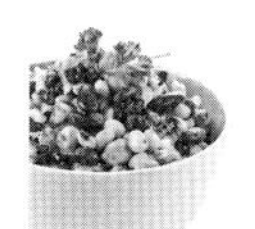

第三章 簡單食補・塑身養顏・青春助孕

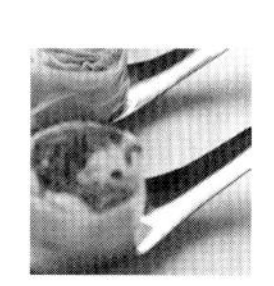
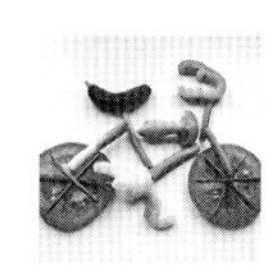
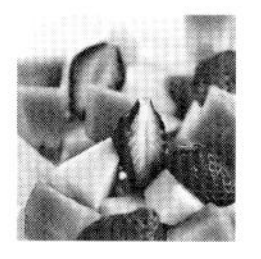

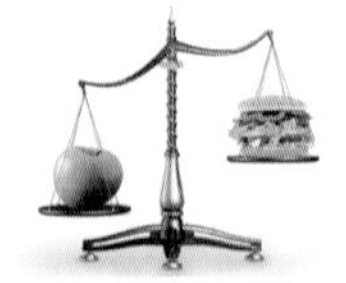

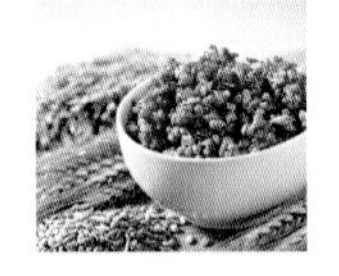

第一章
健康飲食・快樂享瘦・持續窈窕

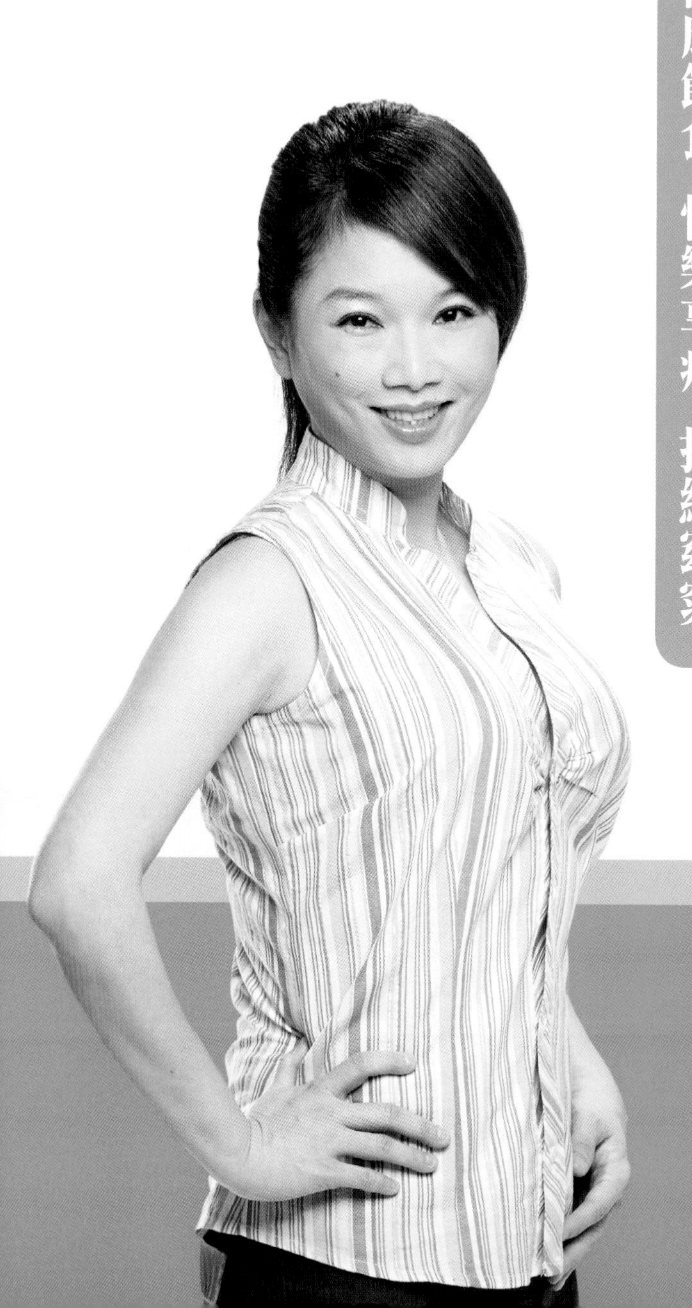

我愛美食，我減了二十五公斤

我有三十二年沒瘦過的人生

我從小就胖，而且從小學、國中、高中，一直都是班上最胖的那一個，因為我很愛吃，食慾又好，什麼都吃得下。一直到了三十二歲那一年，我才終於下定決心要減肥，從七十八公斤一路瘦到五十三公斤！

從小到大一直都是胖子的我，什麼樣的減肥方式都嘗試過。我曾經因為節食了三天餓得要死、一次爬山爬八個小時、去跳繩、游泳，做各種運動……嘗試過各種方法，因為一直沒有看到顯著的效果，所以很快就放棄了。

所幸，我是個天性很樂觀的人，並不覺得胖有什麼不好。我相信多數的胖子和我一樣，都滿能接受肥胖人生。

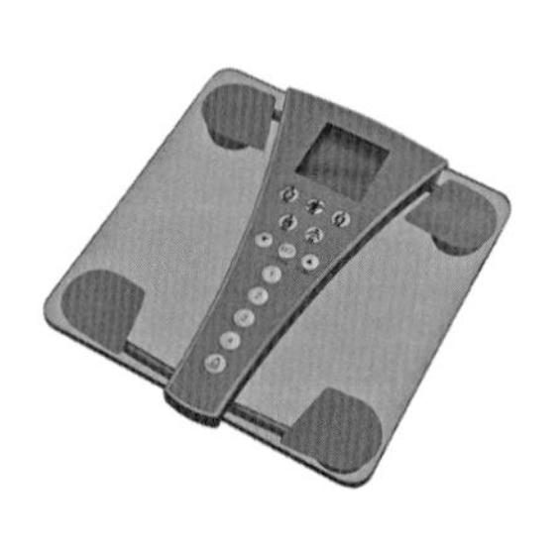

胖子瘦不了，是因為「看得很開」

其實，從小到大，我也經歷過很多胖子的委屈，但我都走過來了。

像我大學唸園藝系的時候，都是自己去扛肥料種菜。因為男孩子都會主動去幫瘦弱的女生扛，而我們這種胖胖的女生永遠都沒有人會幫忙，一定要自己扛才行。有什麼事情要做，大家一定也都會點名胖子來做，最後事情就會落到我的身上。

有人無法忍受這些委屈和歧視，很可能就會下定決心去減肥。而每個人減肥的動機不一樣，當你受到刺激的時候，就會開始有決心，有動力了！

行醫多年，我遇過很多患者，有的是在別的診所減肥，又跑來我們這裡；有的是一開始在我們這裡看診，後來又跑去別的地方，他們搖擺不定的心情我很能理解，其實，減肥需要的就是一個驅策的「動力」，當你下定決心要減肥時，你才真的有可能做到。

總之，減肥的成敗最終還是要靠自己，而且一定要下定決心才能實現。

找我減肥會越減越肥？

會讓我「下定決心」想要減肥的原因，其實是因為來找我的減肥患者越來越多，讓我開始產生了無形的壓力，好像自己也應該要瘦一點，才有說服力。

我記得有一次幫一位女病人成功減肥了八公斤，之後她帶著老公來找我幫他減肥，不料她老公走到診間外看見臃腫的我，便半開玩笑地對太太說：「你看那個醫師自己都胖，找她減肥會越減越肥吧！」

我沒想到，就算自己胖得很自在很豁達，肥胖問題還是大大影響了我身為醫師的專業形象，因此，這次我終於痛定思痛，下定決心「好好減肥」。

軟決心、硬執行

我以前也下過很多次決心減肥，而且一年發生過好幾次。例如：每當新的一年開始，我就下定決心減肥，但是執行到大年初三的時候，諸多美食的誘惑，很快就讓我破功了。

我相信正在讀這本書的你，在人生當中也下定過很多次決心減肥，數都數不

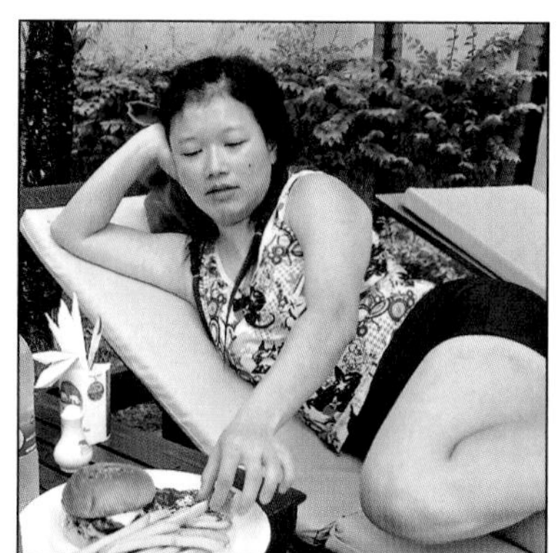

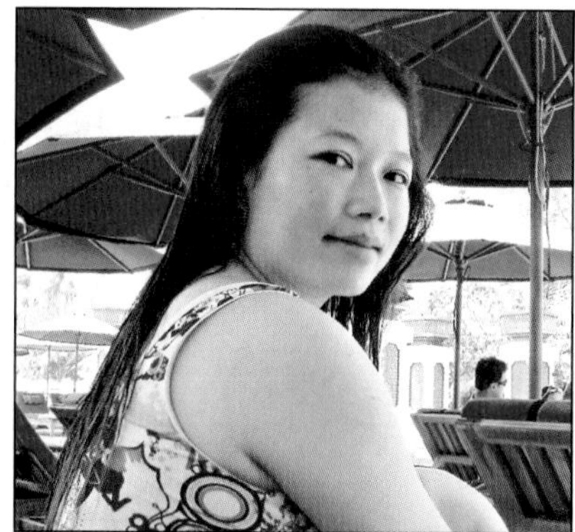

減肥前

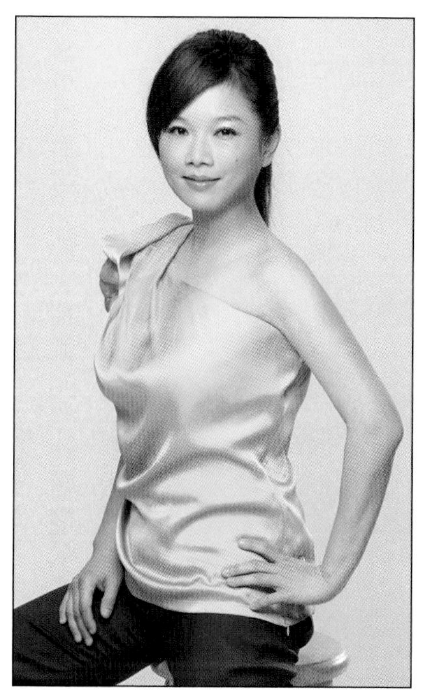

減肥後

清，可你還是胖，為什麼呢？因為你的決心很強大，執行力卻很柔軟，三天兩頭就向肥胖這個大魔神投降。

所以決心儘管重要，但執行力更為重要。我的心得是：決心可以軟一點，但執行絕對不能手軟。當你決定要減肥的那一刻開始，執行力就是最重要的事情。不要再等吃完這一頓大餐再說，你可以從這一頓大餐就開始好好地吃，照著正確的方法越吃越瘦。

想像當瘦子的美妙生活

我一再強調，減肥沒有別的祕訣，成功的關鍵就在「軟決心、硬執行」！為了達到理想的體重，我前前後後花了差不多九個月的時間，瘦了二十五公斤。仔細推算，等於每個月瘦不到三公斤。

比起一般狂熱的減肥族，我瘦下來的速度比較緩慢，但好處是瘦得比較健康。在減肥的過程裡，我並沒有給自己很大的壓力，反而每次看見體重機上的數字下降，就驚喜連連地告訴自己：「哇！我瘦了三公斤耶！可以了、可以了。」等到下個月再量體重，發現自己又瘦了三公斤，我又會忍不住誇讚自己：「哇！

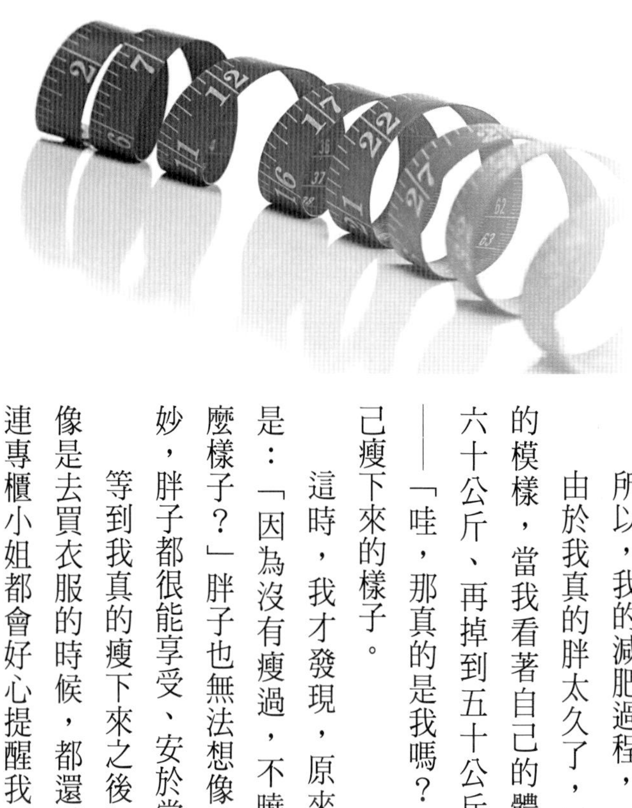

我怎麼那麼瘦？不必減了啦！」

所以，我的減肥過程，一直是斷斷續續的。

由於我真的胖太久了，已經很習慣自己圓滾滾的模樣，當我看著自己的體重，從七十公斤掉到六十公斤、再掉到五十公斤，真是令人難以置信——「哇，那真的是我嗎？」我從來沒有想像過自己瘦下來的樣子。

這時，我才發現，原來胖子減肥有一個關卡是：「因為沒有瘦過，不曉得自己瘦下來會是什麼樣子？」胖子也無法想像，當瘦子的生活有多美妙，胖子都很能享受、安於當下的生活。

等到我真的瘦下來之後，其實還是不太習慣。像是去買衣服的時候，都還是習慣拿大號的尺寸，連專櫃小姐都會好心提醒我：「小姐，你穿這件太大了喔，應該拿小一號的。」

還有一次，我去速食店吃東西，有個年輕爸爸叫住他兒子：「小胖子，來幫我拿東西！」頓時，我也跟著回頭——因為我小時候的外號就叫「小胖子」，這個外號緊緊跟了我很多年。

更令人啼笑皆非的是，有一天我和老公一起下樓，我走在前面，老公突然對我說：「你的褲子好鬆，換小一號的褲子比較好吧？」

那個時候，我已經成功瘦了二十五公斤，他竟然渾然未覺。可見，我在他心中的肥胖印象已根深柢固。

「享瘦」才能持續

減肥過程一定要自在快樂

我曾經和朋友去某間頗負盛名、經常大排長龍的火鍋名店吃飯。那天，我們隔壁桌坐的是一位國內知名的美麗女企業家，她帶了幾位員工一起去吃麻辣鍋，但是，從頭到尾，我都沒看到她動過一次筷子；當天她穿著一件非常漂亮、鵝黃色的毛衣，卻連一滴醬汁都沒有沾到。

我發現好多女性為了減肥，都是強迫自己放棄口腹之慾，真的好辛苦！我認為應該用自然一點、快樂一點、人性一點的減肥方法。

我的減肥方法，說出來大家可能會很驚訝，也很羨慕！因為我在減肥的過程中還是照樣吃、照樣喝，而且重點是——我並沒有花很多時間去運動，完全是以自在的方式、愉悅快樂的心情在進行減肥！

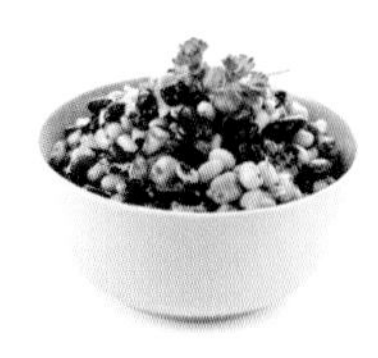

很多人為了減肥，這個也不能吃、那個也不能吃，結果把自己的心情弄得很糟，生活也變得很慘淡，然後也沒有瘦下來。我完全不是這個路線喔！我的生活一直都很快樂，所以即便面對「減肥」這件辛苦的事，我也希望能以「快樂」的方式來執行。

「寧可肥死也不要插鼻胃管餓死」是我的座右銘，把日子過得開開心心，天天都要吃喝玩樂，是我的人生目標。我認為，減肥和養生一樣不是件輕鬆的事，因此，更要把它變得快樂一點。有很多人為了減肥，每天都吃得像牛和羊一樣，幾乎變成「草食性動物」。有的是強迫自己減少食量，最後變成了「小鳥胃」。但是這樣的減肥方式很無趣，很多人減到後來都會自問：「我這樣做是為了什麼呢？」然後很可能就放棄了。

如果你的減肥方式是很無趣的，你的生活也會跟著變得很痛苦，這樣的減肥方式一定無法持久。即便在短期內也許能達到你想要的數字，但日子久了，一樣會復胖。所以，我認為，無論用什麼方式減肥，能讓自己開心最重要，要真正地「享瘦」才能持續又有效地減下去。

瘦下來之後疾病也不見了

有人說瘦下來會比較有自信，但我不是一個很注重外貌的人，原本就沒有因為「胖」這件事而感到自卑，所以瘦下來之後，生活似乎也沒有受到太大影響。對我來說，減肥後最大的改變，還是在於改善了身體的健康。二十六歲那年，我發現自己得了退化性關節炎。那時我在醫院的工作表現很好，每天跟著主任醫生、院長到處去看診，一整天下來都不會累。

當時體重七十幾公斤的我，在幫患者做針灸治療的時候，常常要蹲下來，長期下來，就造成了關節的磨損。此外，我也有腰痛的毛病，這些症狀一直持續著，痛到我都準備要去醫院做復建的程度了，但神奇的是，瘦下來之後，我的腰竟然慢慢不痛了，也不需要看醫生了！我覺得這是減肥帶給我最大的好處。然後，我更意外地發現——我的心肺功能變好了！我一向很喜歡游泳，常在游泳池玩憋氣的遊戲，以前胖的時候，一次大概只能憋三十七、八秒，但是瘦下來之後，我可以一口氣憋到一百多秒。這種感覺實在太美好了，我不但瘦身成功，而且身體的疼痛也不藥而癒，變得更健康！

我遇過很多減肥的患者，因為採用錯誤的減肥方式，最後把自己的身體健康都搞壞了，連帶影響到他們的情緒，實在是得不償失！同樣的，也有很多人和我一樣，減肥成功之後，原來的疾病不見了，甚至情緒上的問題也消失了！

消耗的熱量要比吃進去的熱量多，是減肥的黃金原則

有些女生都說，她喝水也會胖，其實水的熱量趨近於零，不可能讓人發胖。如果你想要瘦，就要面對自己「吃得比消耗得多」這個事實，別再找一些藉口讓自己繼續胖下去。愛吃並不是什麼羞恥的事情，你懂吃懂享受生活，是很棒的！

一般人之所以會發胖的原因，主要還是吃進去的食物太多，而消耗的熱量太少。現在雖然有許多特殊的飲食減肥方法，例如：「阿金減肥法」、「豆腐減肥法」、「蜂蜜減肥法」、「香蕉減肥法」，主要還是圍繞著「消耗的熱量要比吃進去的熱量多」這個原則所研發出來的方法。現在市面上的食品幾乎都已經有熱量標示，雖然準確度不是百分之一百，但多少還是有助於有心減肥的朋友控管吃進去的熱量。那麼，我們又能如何控制消耗掉的熱量呢？

一般影響我們身體消耗熱量的因素有三個：

第一、基礎代謝率：

我們吃進去的食物所產生的熱量，首先會拿來供應我們身體維持基本生理功能的需求，例如：呼吸、心跳、維持體溫等等。也就是說，一個人即使在睡覺的時候，也會持續消耗熱量。基礎代謝率是可以計算得出來的，它和我們的身高、年齡、體重有密切的關係，根據 Harris-Benedict 方程式，計算方法如下：

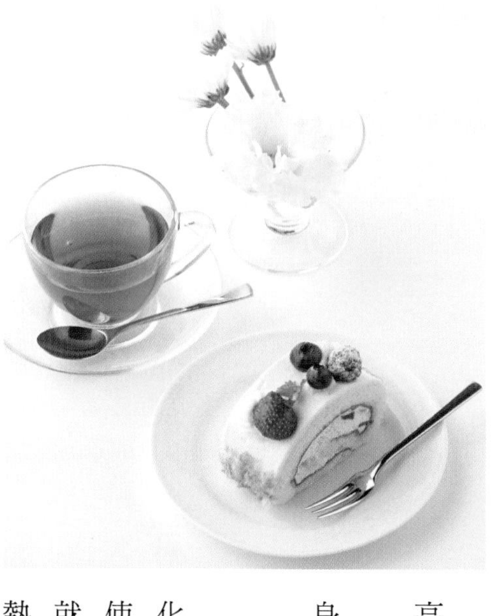

男性：66+(13.7×體重)+(5×身高)-(6.8×年齡)

女性：655+(9.6×體重)+(1.7×身高)-(4.7×年齡)

第二、攝食產熱效應：

我們吃進的食物，需要咀嚼、消化、吸收，將食物營養供應給身體器官使用，而這個工程所需要消耗的熱量，就是攝食產熱效應。有些食物的攝食產熱效應比較高，例如：蛋白質，而有些食物的攝食產熱效應很低，例如：醣類。

第三、身體活動：

包括平常工作、做家事、走路、逛街等活動，就是屬於這一類的熱量消耗。

只要控制從飲食中攝取的熱量，並且增加以上三種方式消耗的熱量，原則上就是朝著減肥的方向前進。

靠運動減肥的限制與陷阱

以節食為主，以運動為輔

減肥沒辦法靠別人，一定要靠自己。我們醫師所能扮演的角色，其實也只是輔助而已。拿我自己的例子來說，因為我有減肥的經驗，所以能夠了解每個患者在減肥的過程裡會遇到的心理障礙或停滯情況，提醒他們改變不當的習慣。我遇到一個媽媽，參加早泳會幾十年了，她每天都很認真地去游泳池報到，但是都沒有瘦下來。為什麼呢？因為她到了游泳池，就去和其他媽媽聊天，即使每天風雨無阻去游泳，體重還是維持在七十公斤。除此之外，減肥期間單靠運動而不控制飲食，瘦身成果也是有局限的。

運動減肥的原理有三個：一個是利用有氧運動，增加體內的含氧量，促進燃燒脂肪；另一個則是利用肌肉運動，增加身體肌肉的量，提高身體的基礎代謝

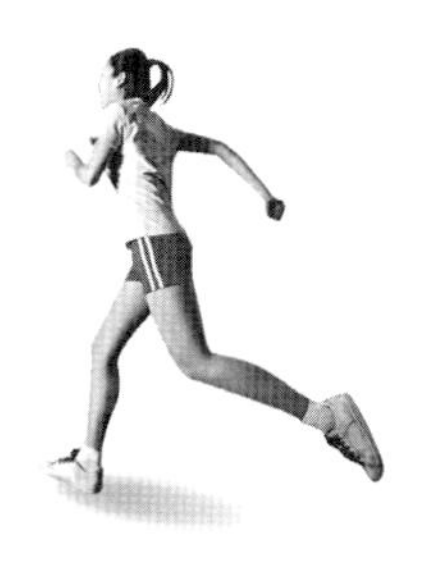

率。

第三個是利用任何運動，都可以增加身體活動量，消耗熱量，這也是一般人減肥最仰賴的原理。不過說真的，這種減肥效果很有限，你可能在健身房裡跑了三個小時跑步機，只要吃一個漢堡就「補」回來了。相對地，如果你多吃了一個漢堡，你就要跑到頭暈目眩才能把熱量消除掉，是不是很沒效率？而且好辛苦？

有減肥需求的人，「當務之急」一定都是先減少食物熱量的攝取，再以運動加強消耗掉那些已經囤積在身體裡的脂肪熱量。這就很像下雨天積水要排掉，如果雨不停，積水就排不掉，所以減肥期的手段建議是以節食為主，以運動為輔。等到減肥到一個理想的體重之後，再以運動的手段來維持身材。

如果你和我一樣是不愛運動的懶人，那麼控制飲食還是比較有用的。

心臟功能不好，小心越運動越腫！

以運動來減肥，我要特別強調的一點是：減肥一定要依據個人的身體狀況與生活模式去規劃，才會成功。專家都告訴你要少吃多動就會瘦，但我自己真的嘗試過走路走六、七個小時，反而胖了兩百公克。

原因是我的心臟功能不好，血液循環不好，造成肝腎功能不佳。那一次我為了減肥走了六、七個小時的路，結果手腳開始腫脹，連臉色也發青，心臟負荷不了這麼繁重的運動，造成了體內水分排不出去，身體因而水腫。

為什麼運動減肥沒效？

很多人認為運動瘦身比較健康，因此想靠著每天持續跑步達到減肥的效果。這種方式一開始會有效，因為從來不動的身體突然動起來了，每天增加非常多的熱量消耗，就能達到減肥的效果。可是等到瘦了一段時間之後，就遇到停滯期了，為什麼會這樣呢？

那是因為你瘦了。要知道，我們的身體會有自我保護機制，它不可能讓你一直瘦下去，瘦到皮包骨，瘦到全身的器官都失去正常功能，甚至死掉。它一定會等你瘦了一陣子之後，調整一下，讓你的健康可以適應這樣的體重。舉例來說，當你的體重從五十公斤下降到四十五公斤的時候，同樣走路半個小時，也無法消耗相同的熱量。

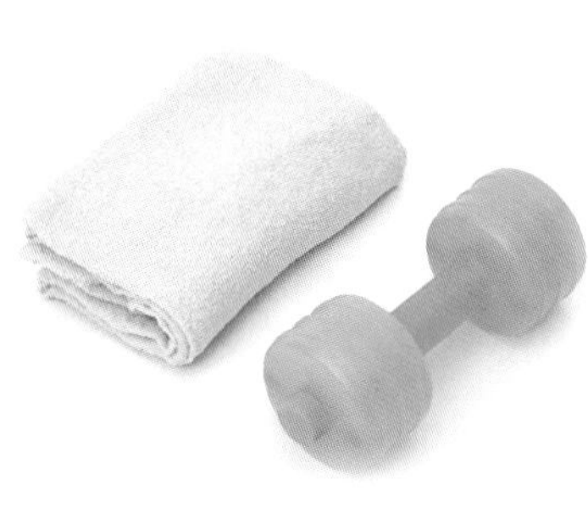

走路每小時每公斤體重約消耗三大卡。當你的體重五十公斤的時候，每走路半個小時就可以消耗七十五大卡的熱量。

50(kg)×0.5(h)×3(cal)=75(cal)

當你的體重四十五公斤的時候，每走路半個小時就只能消耗67.5大卡的熱量。

45(kg)×0.5(h)×3(cal)=67.5(cal)

因此，當運動減肥瘦下來遇到停滯期時，就需要增加運動量，才能繼續瘦下去。

運動多年一點也沒瘦的原因

那有沒有可能不只是遇到停滯期，而是運動從來就完全無效？答案是有的。就像有個來看我的門診患者說，她每天都運動，維持了十五年，為什麼還是瘦不下來？其實這是「習慣」的問題。

如果你是一個有長期運動習慣的人，還希望以運動的方式來減肥，你可能就要像健身教練一樣，有龐大的運動量才有效。因為你的身體已經「習慣」了你的運動模式，相同的運動量無法再改變身體。

因此，我建議她乾脆先停止運動一段時間，讓脂肪變軟，之後再繼續減肥，才會見到成效。

持續走路比偶爾狂跑更有用

提到減肥，幾乎所有專家都會告訴你「少吃多動」這四個字，相信女生為了愛美一定都有辦法讓自己節食幾天，可是一想到運動，往往就頭暈目眩。很多上班族大呼，景氣那麼差，加班加到都快沒時間睡覺了，哪來的時間運動？沒錯，我自己也有相同的困擾，每天的門診幾乎都排得滿滿的，沒有太多時間做運動。因此，我會利用平日的空檔多走路，例如：搭公車上下班時提早一站下車，走路到公司；或者平日走路的時候加快腳步，以「快走」的方式來消耗身體的熱量。這種方式和你在健身房煞有介事地跑完兩個小時的跑步機，效果其實是差不多的。此外，它還有一個最大的好處，那就是不會帶給你任何負擔，不會讓你因為今天太累、明天太忙，就告訴自己：先休息一下，不要運動吧。只要在日常生活中養成多走路的習慣，這個持續減肥瘦身的效果也會一直陪伴著你。

少吃一口，細挑慢減

看吃的東西就知道是不是胖子

如果你和朋友一起去吃飯就可以觀察一下，那些身材比較豐腴的女生，她吃的食物一定是比較多的，而那些身材比較纖細的女生，她吃的食物一定是比較少。如果你觀察她們的生活，還會發現，那些身材比較豐腴的女生，運動量都比較少，即使運動量大，也需要吃更多食物來填補飢餓感；而身材比較纖細的女生，運動的量都很大，吃的食物都不多。所以，胖瘦真的是一種生活習慣的累積。如果你現在是胖胖的，想要變成身材纖細一點的女生，那麼除了靠一開始的毅力和恆心減肥之外，也要靠後來的飲食習慣維持，才能讓你真正脫離肥胖的人生。

以我老公為例，他以前很瘦，認識我之後，一下子胖了三、四十公斤，結婚

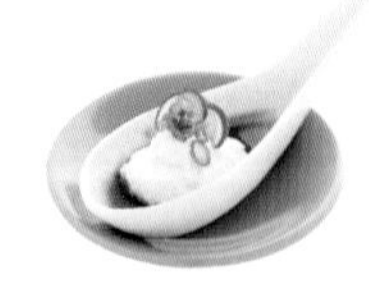

後甚至還胖到一百多公斤！因為我們兩個都太愛吃了，有空就一起結伴去吃美食，所以十多年來，他始終都沒有瘦下來。

一直到了前幾年，他忽然興起了想要減肥的念頭，他靠著驚人的意志力和堅強的毅力，開始不吃甜食，每天走路四十分鐘，經常打籃球、羽毛球，幾個月下來，真的減了四、五十公斤。

由此可見，減肥真的就是憑著恆心和毅力，還有最重要的，改掉一直以來的肥胖生活習慣。

要瘦，更要體態完美

我常常遇到一些病人跑來找我，說為什麼她埋線減肥還是沒有效？我就詢問了她每天的飲食內容，結果發現她昨天晚上和家人去吃牛排餐、下午在飯店吃豪華下午茶，前天晚上則是和客戶應酬吃了滿漢全席……

中醫使用針灸減肥、埋線減肥，都是透過抑制食慾、促進代謝的原理，來達到減肥的功效，過程中仍需要患者注意飲食配合。如果患者的飲食習慣不改變，也無法達到減肥的目標。

除此之外，針灸也是有一定的風險存在，就像手術一樣。針灸時所拿捏的下針深度需要評估靠近內臟的距離，還有得確實避開腦部等主要神經系統與動靜脈等部位，這需要一定的專業和經驗才行。每個人的體質不一樣，要針的穴道也不一樣，所以一定要找專業的醫師來做。我能減肥成功固然是靠針灸輔助，但是我一定要強調，光憑針灸是不夠的，一定要有耐心和毅力去控制自己的飲食習慣，才是真正的瘦身之道。

瘦下來有很多方法，但每個方法的結果都不一樣。像針灸減肥，說實話，沒有以運動方式來減重的體態漂亮。針灸減肥雖然可以達到瘦身效果，但肌肉是比較虛的，線條也不夠美。想要瘦得線條美一點，那麼就要謹守兩個減肥原則：

第一、要瘦得慢，以免皮鬆肉垮。

第二、要運動，把身體的肥肉拉緊，變成肌肉。

只要少吃一口就能瘦

一開始減肥時，我請同學幫忙針灸，但針了三次都沒有瘦下來。後來，我漸漸發現，問題其實是出在我沒有改變自己的飲食習慣。

從此，我開始改善平常的飲食習慣。吃飯的時候，我會盡量讓自己吃飽，但是肚子不餓的時候就不吃。吃飯也是有方法的，吃得越慢腸胃越容易消化，當食物充分消化、血糖上升，也才會有飽足感。如果你吃的速度太快，消化就會變慢，大腦來不及反應，就會發出「我還餓」、「很餓」的訊息，等到你終於感覺不餓的時候，其實早就已經吃過量了，很快地，你的胃也被撐大了。結果，到了下一餐，你變成一定要吃這麼多，甚至吃更多，因而掉入了肥胖的陷阱之中。

很多人都以為自己天生就胖，喝水也胖，不吃也胖，是體質問題造成的。事實上，除了荷爾蒙失調、甲狀腺失調、疾病問題造成的肥胖之外，大多數的狀況是，肥肉並不會平白無故地長出來，而是你用過量的食物餵養出來的。

如果想要以節食的方式來控制體重，進而達成減肥的目標，不妨先從一餐少吃「一口」開始，比較容易做得到。

麵食甜點怎麼吃都會胖死你

很多女生都會說：「我每天都吃得很少，今天中午只吃了一塊蛋糕加上一杯珍珠奶茶，怎麼還會發胖？」

你知道嗎？一杯珍珠奶茶的熱量就相當於一碗白飯的熱量了。

甜食裡的主要成分是糖，吃下去很容易就讓身體裡的血糖上升，結果我們的身體收到訊息之後，就趕緊分泌胰島素，把血糖降下來，當血糖一降下來，立刻又感到餓了，所以吃甜食，很容易變得毫無節制。

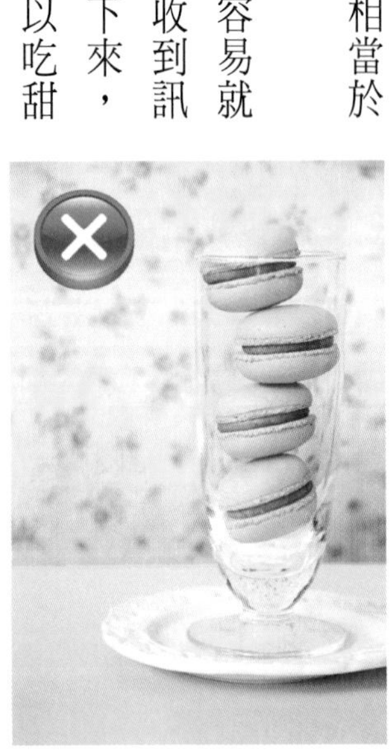

甜食只會讓人吃胖，不能讓人吃飽。而且甜食多含有大量澱粉，很容易堆積在我們的馬鞍部，變成腰間的「五花肉」。

我有個減肥患者，她平常什麼都不吃，只吃五穀雜糧做的麵包，還是瘦不下來，又不知道問題出在哪裡。我告訴她，麵包是高熱量的食品，即使每天只吃雜糧麵包，一樣會胖。

會做西點的人都知道，做出一塊小小的麵包，要用掉多少油脂，那就更不要提蛋糕類食物了，它可是比其他澱粉類食物還要可怕的發胖食物。

大家不要以為「只要不吃麵包」聽起來好像沒有多了不起，想想看，一天少吃一個麵包，一年就少吃三百多個麵包，可以瘦掉多少公斤啊！

減肥的人常常有一種「虐待自己」的想法，以為只要「吃得苦中苦，就能瘦上加瘦」，所以一開始都衝勁十足，嚴格要求自己不吃澱粉類食物，只吃燙青菜，結果都撐不久，而且停滯期很快就來報到了。

不吃澱粉就會瘦？小心復胖！

坊間很流行一種減肥方法：不吃澱粉類食物就會瘦。這是提倡蛋白質減肥法的人主張用不吃澱粉類食物來瘦身。於是很多人就採用這種方法來瘦身，開始不吃飯。主張不吃澱粉就會瘦的理由，是因為「醣類食物會刺激人體胰島素的分泌」，而胰島素分泌過多，就會促進將熱量轉換成人體脂肪。不過假如你吃下去的食物熱量，比起你消耗的熱量還要多，那麼就算胰島素分泌得再多，也沒有「熱量資本」可以轉變成脂肪吧？

因此這種稱為「阿金減肥法」的減肥方法並不能保證能瘦身成功，但是營養不均衡的結果一定對身體有害。

有的人不吃澱粉還是沒有瘦下來，為什麼呢？

因為他以吃麵包來代替，除了澱粉還吃進很多醣類和油脂，這樣反而適得其反。就算米飯和麵包等澱粉類食物都不碰，等到瘦下來之後吃飯還是會復胖。因為人體就是需要五大類營養素，而澱粉就是其中的一樣，如果我們的細胞缺乏澱粉類的營養，並不會像我們理智所控制的那樣，不吃就算了；我們的身體會非常地渴望這個營養素，大腦也會下達命令，全副武裝捕捉這個營養素，結果就是：有時候你忍不住偷嚐了一口麵包、米飯，細胞就緊緊地鎖住它，反而吸收更好。

所以很多採取這種方式減肥的女生，都會抱怨說，為什麼到減肥的後期，只是一餐忍不住，吃了一碗滷肉飯，體重就立刻上升了。

如果你想以拒絕澱粉類食物來瘦身，那就要做好一輩子都不吃澱粉食物的打算，但這根本是不大可能的事情。因為台灣有太多小吃都是澱粉類，像碗粿、肉粽都是米飯做的，難道你一輩子都不吃這些東西？這種觀念其實不正確。而且，如果你總是用極端的方式，讓身體細胞得不到它要的營養，後來又忍不住給很多，那麼這個做法就會加重身體細胞的負擔，也會促進老化。

因此，如果你下定決心要減肥，一定要讓正確的飲食方式變成一種生活習慣，這樣才能維持減肥後的體重，繼續擁有理想的身材。

半日斷食法與經期減肥法

女藝人也愛用的半日斷食法

減肥的方法百百種，我自己也試過了無數種方法，最後以針灸、湯方以及「半日斷食法」三管齊下，瘦身成功。「半日斷食法」很多重視身材保養的女藝人都在使用，有興趣的朋友也可以先從這種簡單的減肥方式開始做起。

「半日斷食法」，就是把兩餐之間的間隔拉長到十二個小時。例如：早上六點吃了早餐之後，就等到晚上六點再吃晚餐。因為中間有十二個小時的間隔，所以早餐可以多吃一點，甚至到正常的一點五倍的份量都可以。我自己早餐可以吃掉兩份中式飯糰，中午就喝無糖咖啡或豆漿，晚餐六點半吃，份量正常，吃完之後五個小時再上床睡覺。遵行這個飲食模式，讓我每天還是在瘦。

中午如果感覺到飢餓，可以多喝水，或者喝一杯無糖咖啡，或是減脂茶也可

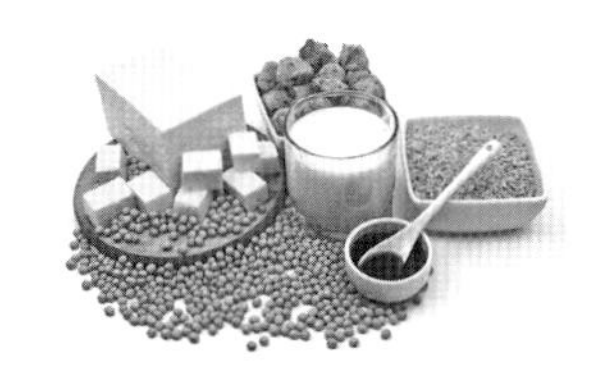

以。建議大家早餐吃飽一點，就可以撐久一點。以我自己來說，我實行「半日斷食法」，每天可以瘦掉一公斤。如果一週裡有三天進行這種半日斷食法，就可以減掉三公斤左右。

「一日斷食法」就比較辛苦一點，因為一整天二十四個小時，都不能吃固體的食物，只能喝流質的食物。這兩種方式可以交替進行，也可以視自己的需求來調配。

減肥不能委屈自己，維持每天基本所需的五大營養素一定要完整吸收，而且必須讓自己吃得心滿意足，這樣減肥才能持續下去。大家可以參考一下第三章我為自己設計的半日斷食法食譜，就算是不減肥的朋友，做為健康飲食指標，也是很適合的。

不可思議的流血削肉法

另外，女性減肥還有一個小訣竅，就是可以與經期做搭配。以經期開始為週期的第七天到第十四天，是減肥的黃金時間。最主要的原因是，這一段期間水分代謝很快，想要體重下降，只要靠著食物、水分控制，加上適度運動，就可以輕

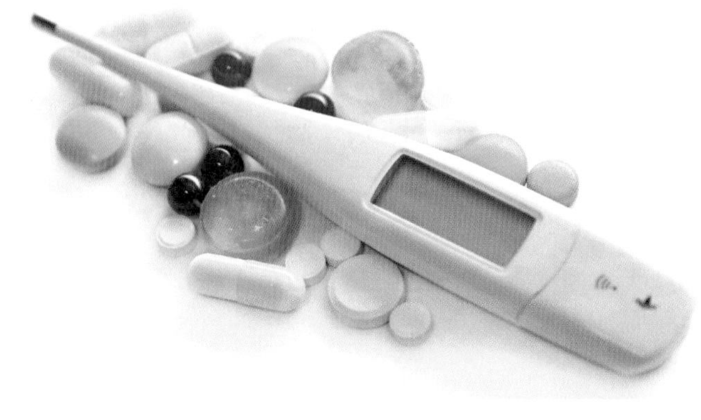

鬆達成目標。

不過經期減肥法也有健康風險，所以女生一定要知道自己的身體變化，這樣才能利用「經期減肥法」，減得健康又愉快。

一般女生在排卵期時體溫會上升，而那也是懷孕的最佳時機。體溫一旦上升，身體的基礎代謝率就會增加，這也是女生和食物之間的蜜月期，平均一天增加兩百五十大卡的熱量，都不會發胖。如果你可以克制這段期間暴增的食慾，也可以達到減肥的效果。

第一週：「HOLD住」期培養瘦體質

經期開始的這一週其實不適合節食減肥，因為這個時候需要補充完整的營養，尤其是鐵質與纖維質食物，為健康的身體打好基礎，之後減肥才會有良好的效果。

第二週：消腫享瘦蜜月期

生理期結束之後，第二週開始女性身體進入濾泡期，這段期間身體的雌性激素分泌特別旺盛，原本水腫的身體也會因為水分排出而逐漸消腫。女性這個時候身體是處於一個代謝較高的時期，如果好好地控制飲食並且適當地運動，減肥效果就會很好。

第三週：平靜小瘦期

第三週女性身體的雌激素逐漸下降，黃體素逐漸上升，這個時候你會發現皮膚狀況不太好，而且食慾越來越好，但是要小心的是，這時身體的代謝率已經在下降了，因此飲食的控制很重要，不要對體重數字操之過及，這段期間體重很難降下去是正常的。

第四週：步步驚魂期

第四週女性身體進入所謂的黃體後期（ＰＭＳ期）階段，也就是生理期之前，如你過去的經驗一樣，臉上開始長痘痘、情緒不穩定、想大吃大喝，因為此時身體的雌激素已經到達一個高峰，身體也開始水腫，會讓你有發胖的錯覺。這些所謂的經期症候群都會使得減肥陷入停滯的狀態，一不小心體重還會上升兩、三公斤，不過真的不需要太過緊張，只要適當地控制飲食，別讓體重數字影響情緒，等這段期間過完之後，上升的體重會再掉下來。

提升代謝率是一大關鍵

衝破停滯期　提高代謝率

很多人減肥減到一個階段就會喊停、自動宣告放棄，例如：遇上停滯期，就是一個很大的關卡。停滯期大約是減去三公斤至五公斤就會出現，會因此放棄的人，多半是採用不正確的減肥方式，例如：大量使用代餐，或是只吃蔬菜、不吃肉也不吃澱粉，這些方式雖然很容易讓體重像溜滑梯一樣下降，可一旦出現停滯期就破功了。我在減肥期間還是繼續吃澱粉類食物，也吃肉類和蔬菜，份量都沒有減少，每天正常地吃早餐和晚餐，只有中餐不吃。但是，在減肥的過程裡，我也曾經復胖了兩公斤。在那兩週的停滯期，我甚至準備要宣告放棄了，但是在打退堂鼓的那一瞬間，忽然之間就轉念了，我告訴自己：「這次就堅持下去吧！」然後，我開始調整飲食內容，早上改吃流質類的食物——例如：杏仁乳、杏仁

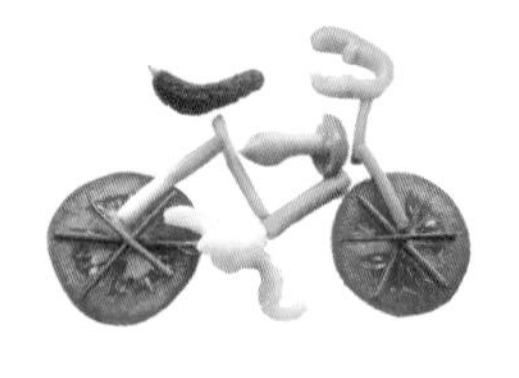

漿、優酪乳、豆漿、果汁，體重就又開始下降了。停滯期和代謝率有關。代謝率如果很糟糕，體重就降不下去，這種情形從年齡來看更清楚。

很多女性都有這種感覺，年輕的時候要瘦很快，只要一天不吃東西，體重就可以掉個半公斤，可是三十歲之後呢？對不起！不管你怎麼不吃、讓自己的腸胃空轉，你的體重還是不動如山，而且只要多喝幾口飲料，體重馬上就上升。

吃太少也胖？請注意代謝率！

每個人的體質不同，代謝率也不一樣。簡單地來說，有些女性是屬於燥熱性體質，容易便祕，那麼她的代謝率就會比較差一點，應該先改善體質再進行減肥，會比較有效果。

除了先天體質影響代謝率之外，不當的減肥方式也會影響代謝率。我曾經遇過一個本土劇的女演員，就是過度減肥的例子。

一般成年女性，每公斤體重需要的熱量是一天三十大卡。因此，一位體重五十公斤的成年女性，一天所需要的熱量應該是一千五百大卡。這位女演員一天只吃六百卡還瘦不下來，實在很可憐，因為她已經減肥，減到沒有代謝率了。

以節食的方法來減低熱量，在初始階段體重會快速下降，但無法持續下去，最後導致體重迅速回升，這是一種「溜溜球效應」，只要長期減肥的人都會遇到，這時就算不吃東西也沒用，已經瘦不下來了。遇到這種情形該怎麼解決呢？就是適量吃一點東西，讓身體增胖一點，多動一下，促進代謝率。

胖子身體表面積較高，代謝率也較高

一個人的基礎代謝率和身體表面積有關，所以胖胖的人想瘦的時候，一開始都很快，例如：一百多公斤的男生要減掉十幾公斤並不是一件很困難的事情。

代謝率會隨著年齡逐漸下降，隨著年齡增長，基礎代謝率也會逐漸降低。節食減肥會降低基礎代謝率，極端的節食減肥甚至會讓身體的代謝率降到零。

情緒影響代謝率

如果你和一些正在減肥的朋友吃飯，一定對於以下這句話不陌生。

「天啊！我吃完了這一餐，一定會胖！」

很多女生都把「吃」這件事情當作「如臨大敵」，當她們靠著極端節食方式減肥的時候，甚至覺得連聞到炸雞排的味道都會胖。其實，這樣的心情反而會讓你更胖。因為情緒和壓力都會使得身體的基礎代謝率下降，而這也是為什麼極端節食的手段會讓你很快遇上減肥停滯期的原因之一。

提升體溫，代謝率就會提高

體內溫度每增加攝氏零點五度，基礎代謝率就會增加百分之七。很多人都說喝冰水會長肥肉，其實肥肉不是來自於冰水，而是冰水會把體內溫度降下來，降低基礎代謝率，導致熱量囤積，形成肥肉。

除了少喝冰水之外，利用運動的方式來提高體內的溫度，也可以提高基礎代謝率。想減肥的人平常不妨多做一些運動，像是打球、跑步等等，可以提高代謝率到平常的十六倍。此外，多運動也可以增加身體內的肌肉比例，提升整體的基礎代謝率。

多吃提升代謝率的食物

當我們吃東西的時候，不只攝取熱量，身體同樣也會釋放出熱量來消化，因此熱量是有進有出的。如果攝取多樣食物，就可以刺激消化器官的活動，提高代謝率。平常可以多攝取一些能提高代謝率的食物，像是海帶、紫菜、綠茶、玉米，而辛辣類食物也能提高代謝率，例如：辣椒、蒜、薑。

如果精神狀況不佳，不但整個人看起來黯淡無光，代謝率也會下降，不妨補充一點維他命Ｂ群的食物，像是深綠色蔬菜類食物，或是菇菌類食物、五穀雜糧，有助於增強活動力，進而提高代謝率。

利用呼吸法提高代謝率

只要增加呼吸的深度，就可以提高身體的代謝率，因為吸進身體的氧氣能夠幫助消耗熱量。

當壓力來臨時，建議可以做深呼吸幫助神經鬆弛，以腹部呼吸，當吸入空氣的時候，便撐起腹部；而呼出空氣的時候，便縮起腹部。這樣的深呼吸方式，不僅能夠增加體內的氧氣含量，促進新陳代謝，同時也能夠有效地瘦小腹，讓你擺脫小腹婆的困擾。

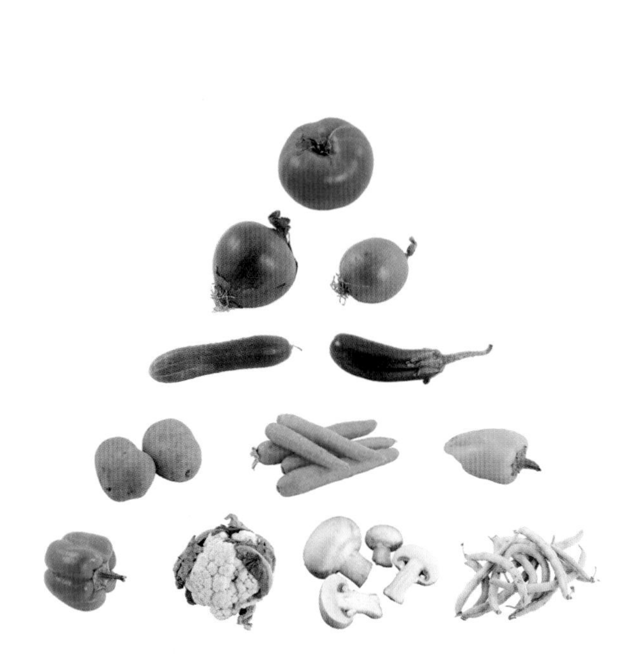

壓力是減肥的致命敵人

心情不好容易胖

你是不是會發現，當你面臨工作壓力，或者是情感壓力的時候，特別想吃東西？尤其是甜食？而且吃了甜食之後好像真的心情會變好，為什麼呢？

那是因為當我們壓力過大，焦慮的時候，腦部內血清素（Serotonin）的濃度就會降低，而這種內分泌正是掌控腦內情緒部分化學平衡的物質。當我們的大腦缺乏這種物質，身體就會特別想要得到它，而最方便的手段就是吃甜食，因為甜食可以快速使血糖上升，刺激胰島素分泌，進而合成血清素。

不過吃甜食只是最方便的手段，卻不是舒緩壓力的好手段，因為吃甜食會使得血糖快速上升之後又快速下降，於是又回復到血清素不足，充滿壓力的狀態。所以，靠著吃甜食紓壓，很容易越吃越胖。

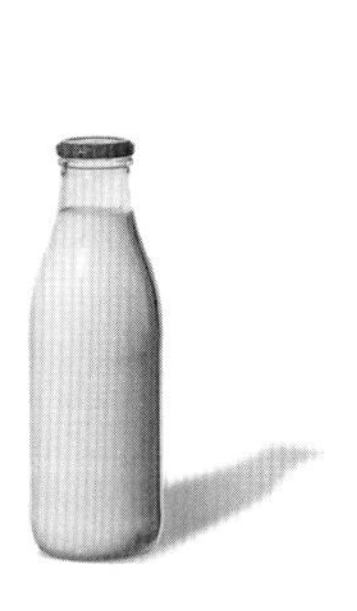

因此，當你的身體渴望食物的時候，不妨以天然的蔬菜水果取代甜食，例如：具有維生素B群的食物，像是綠花椰菜、甘藍菜芽、海鮮類食物以及番茄、番薯等等。這些食物都有助於身體對抗壓力的能力。除此之外，像是具有維生素C類的食物，如檸檬、柑橘，或者是具有維生素E的食物，如穀物、深綠色蔬菜、堅果類食物，它能夠增強身體抗氧化力；也可以喝牛奶，因為鈣質有助穩定情緒。

此外，要預防因為壓力造成的疾病，例如：甲狀腺分泌是影響基礎代謝率的因素之一，甲狀腺素如果分泌太多，就會加速身體的代謝；腎上腺素也會影響基礎代謝率。

總而言之，維持身心的健康，才是維持美妙身材的不二法門。

甩肉同時解決情緒問題

在我的減肥患者當中，有工程師、校長、老師、櫃姐、家庭主婦……幾乎各行各業都有。在看診之前，除了詢問患者的職業之外，我常會問每個人減肥的動機：你為什麼要來減肥？你又可以怎麼配合我們？配合多久？這些都是必要問題。經過這些必要的溝通和諮詢，我更了解患者的情況，也才知道能夠幫他們到什麼程度，用什麼方式幫助他們減重。這些求診的患者當中，很多人都是不快樂的，而且以女性居多。現在的女性真的很辛苦，家庭事業兩頭忙，情緒找不到出口，很容易就把食物當作發洩管道，結果食物累積成了身體脂肪，演變成另一種情緒的壓力。

減肥對於情緒有絕對的影響，我也發現，很多媽媽在瘦身之後，心情整個就不一樣了。

這些媽媽們生過小孩，身材越來越胖，對於自己逐漸失去了自信，加上工作辛苦，在公司被老闆唸，回到家又要為家裡的事情操煩，壓力實在很大。當她們心情一煩躁，身體什麼毛病都出來了。當然，這類患者不是為了憂鬱症來求診，而是為了減肥來的。只是沒想到，在瘦身之後，竟然也解決了她們的情緒問題。

在我的患者裡也有一些金融業的高層主管，他們的工作壓力都超級大的！但其中一位求診的患者告訴我，減肥成功之後，對她的生活影響很大。

她之前身材很胖的時候，每天雖然都帶著笑容出門工作，其實心情很低落，金融海嘯時賠了一筆錢，讓她的心情更是沮喪。但是，等到瘦下來之後，她整個人煥然一新，開始以積極的態度來面對生活。

喝酒傷身更傷身材

女性的身材變化，真的和情緒控管有很大的關係。雖然有些女生是屬於心寬體胖型的肥胖，可是現在社會環境帶來的壓力，也讓很多女生都胖了起來。

一個失戀，胖了十公斤；一個升遷問題，胖了十幾公斤；結婚生子之後所帶來的壓力，也能讓一個身材纖細的女生，變成大隻佬。

壓力造成的肥胖，除了是為了製造血清素而吃食物讓血糖快速上升的原因之外，想要藉著喝酒紓壓也是現代女性發胖的關鍵。現在很多上班族小資女孩，免不了交際應酬活動，席間多少喝點酒，卻不知道那正是身材的一大殺手。

酒精號稱「液態脂肪」，一公克酒精有七大卡的熱量，而人體只要七千七百大卡就可以增加一公斤，因此只要喝進一千一百公克酒精，就可以讓你胖一公斤！

曾經有一位知名的藝人，因為壓力過大而酗酒，但是又希望能不發胖，因此就喝烈酒來達到紓壓的目的，就喝威士忌，結果反而發胖。

因為喝烈酒所攝取的純酒精更多。以威士忌平均百分之四十的酒精濃度來計算，如果一瓶威士忌的容量是700ml，那麼它其中所含的酒精就是700(g)×40%=280(g)。如果你在保持三餐正常飲食的情況下，將這一瓶威士忌喝完，那麼攝取的熱量就會增加7(cal) X 280(g) =1960(cal)。讓我們看看，如果你每七天就喝掉一瓶威士忌，會胖幾公斤？

1960(cal) ×52(週)=101,920(cal)

101,920(cal)÷7700(cal)=13.23(kg)

結論就是，只要你三餐飲食不變，加上每週喝掉一瓶威士忌，一年就可以胖十三公斤！

以跑步每六十分鐘可以消耗三百五十大卡的熱量來計算，你一年得跑步兩百九十一個小時以上，才能讓自己不發胖！

101,920(cal)÷350(cal)=291.2(h)

睡眠不足容易胖

大家都知道，睡眠不足會造成皮膚粗糙、失去彈性與光澤，進而失去美麗，睡眠不足其實也是身材的一大殺手。

睡太少，會導致夜晚活躍的生長激素分泌不夠。這種由腦下垂體前葉所分泌的生長荷爾蒙，晚上分泌最多，主要功能是促進體內器官的發育成長，加速體內脂肪的燃燒。

如果你習慣熬夜或者睡得太少，生長激素就分泌不夠，自後就無法對付白天吃進去的脂肪。

有研究指出，很多孕婦產後暴肥，和夜晚必須照顧小孩子而睡眠不好，有很大的關係，愛美的女性不可不注意。

極端的方式減出大問題

錯誤的減肥方法，害你一生！

我建議正打算採取激烈手段減肥的女性朋友，不妨想像一下，如果你說話有氣無力，走路無精打采，彎腰駝背，頭髮失去光澤，眼角下垂，脖子一整排皺紋……你覺得很美嗎？事實上，你若使用激烈的手段減肥，就會瘦出這樣的外貌。

有些想要減肥的人，只要能成功瘦下來，什麼方法都願意去做，吃禁藥也願意，拚了命也要瘦。

我遇過很多案例，是因為用西藥減肥，減到後來去洗腎的。有的可能從一百多公斤減到九十幾公斤，也沒有瘦很多，但肝腎的功能已經沒有了。

這些人可能年紀都很輕，才二十歲而已，卻因為用了錯誤的減肥方法，或是

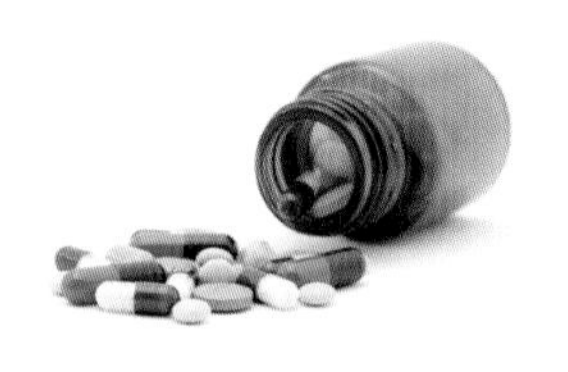

吃到來路不明的減肥藥物，減出一身病來。

用藥錯誤的例子很多，有的人因為吃藥，吃到頭髮都掉光，有的人則是滿臉痘痘，實在是得不償失。

二十歲就全身皺紋

曾在新聞上看到，有一位女大學生，因為愛美，一年之內減重了五十公斤，結果外表看起來是瘦了，但卻皮鬆肉垮得像個老太太，反而造成了很大的困擾。我有一個患者也是如此，她努力減肥，體重一下子就掉了八公斤，但是皮膚也跟著鬆弛，還有肥胖紋的問題。我的另一位患者，才二十歲，因為激烈節食暴瘦，從臉部、手臂、脖子，甚至小腿都有皺紋，完全看不出來還是正值花樣年華的少女。倘若身體因為過胖，造成皮膚彈性纖維斷裂，就需要時間慢慢修復，一旦你採取快速減肥的方式時，皮膚恢復彈性的速度往往趕不上脂肪消耗的速度，結果皮膚底下的脂肪空了，沒有支撐物，就開始鬆弛。

因此，即使你很急著要燃燒脂肪，也不能採取極端的手段來減重，你的皮膚需要時間慢慢適應脂肪體積逐漸減少的狀態。除此之外，想要瘦得漂亮又緊實，就必須搭配運動，讓身體增加肌肉，把皮膚撐起來。

如果已經造成了皮膚鬆弛現象，可以多補充含維他命C及維他命A的食物，例如：奇異果、紅蘿蔔、南瓜、柳橙、菠菜、木瓜等，搭配具有緊緻肌膚作用的保養品，再藉由運動慢慢改善。另外，也可以進行外科美容手術，刺激皮膚膠原蛋白增生，或是除皺相關的手段，讓皮膚恢復緊實的狀態。

我常提醒患者，在減肥的過程中，一定要注意「細紋」的問題。有的人求好心切，會採用不當的減肥方法，結果雖然成功瘦身卻不美麗。

我覺得，女生還是要適度地愛自己，保養自己。減肥除了保持心情開朗，也要維持完美的皮膚狀態。不要為了減肥，而造成皮膚鬆垮，結果瘦下來以後還要花費更多心思去處理皮膚問題。

急速減肥後患無窮

有些人採用急速的方式來減肥，這是非常危險的，成效也會受到影響。

急速瘦身的方法，遇到的第一個問題是，雖然瘦得很快，但一旦沒有持續下去，復胖的速度也會很快。第二個問題是，急速減肥的結果，會讓身體的皮下脂很多年輕女性都有極端節食到停經的經驗。可能你年輕覺得停經又怎麼樣？可是女人停經之後的身體狀況就像進入更年期一樣，雌激素開始減少，皮膚也會失去光澤，那是搽再多化妝保養品都無法補救的。

減掉腦力太不划算

錯誤的減肥方式，會影響到全身的機能，甚至影響到日常生活。最近常聽到人們說三十歲左右就出現了「初老症」，經常忘東忘西的，就是這種情形。

很多上班族輕熟女都有這樣的困擾，其實不是真的老了，而是因為壓力和生活作息不正常，或是不當的飲食習慣，使腦細胞無法獲得足夠營養所導致。

不當減肥，過度節食，都會造成腦細胞得不到營養，導致腦細胞凋零，而出現健忘的情形。過度減肥也會導致血糖下降，因為我們的大腦沒有辦法讓蛋白質進去，只有糖分能進去，如果血糖下降，腦部運作就會出現障礙，產生反應遲鈍的現象。錯誤的減肥方式，可能要付出可怕的代價。奉勸所有想要減肥的朋友們，不要一味追求速成的減肥，而忽略身體的健康。唯有遵循正確的減重方法，才能減得快樂又健康！

肪，包括臉、胸部、臀部、肚子的皮下脂肪都減少了，結果，皮膚也會變得鬆弛，到時候就需要做更多事情來補救，例如：你可能得去醫美診所打鼻唇溝等等，這樣下去，會打不完的。

很多人減肥之後，出現很多後遺症，例如：胸部縮水就是女性共同的困擾。我很慶幸自己是以健康的方式來減肥，因此，我的胸圍沒有因為瘦下來而縮水，皮膚也沒有因而變得鬆弛，第二點尤其困難。

減肥減到好朋友忽然沒來報到？小心不孕！

不孕是現代人的困擾之一，社會環境壓力過大，自然環境與飲食受到汙染，都是可能造成不孕的原因，而發生在女性身上的不孕原因，有很多都是因為年輕時過度減肥造成的結果。有的女生會因為減肥而打亂經期。有的女生，拚命減肥，結果月經忽然不來了。

有一個案例，她成功地從六、七十公斤減到四十五公斤，但代價是停經，都沒有月經了。這種例子很多，叫做「假性停經」，這個問題其實很嚴重。很多女生覺得減肥成功了，很開心，到了結婚之後才發現自己無法受孕，無法排卵。

孩童成長發育階段勿過度減肥

許多文明病及營養過剩的問題，已經開始入侵小朋友族群，因此，很多爸爸媽媽，時常牽著小朋友的手來診所，說：「醫師，你能不能讓他們瘦下來！」但我都會告訴他們：「小孩真的不能隨便減肥！」特別是十四歲以前的小孩。尤其是女孩子，子宮、卵巢都沒有發育完全，怎麼能減肥呢？曾經有個媽媽帶十四歲的女生來找我減肥，我就直接告訴她這其中可能產生的問題。

每個人在孩童階段最容易發胖，但這不表示會永遠胖下去，家長們實在不必急著幫孩子減肥。在小孩子的成長階段，不當減肥很可能會讓他們的營養失衡。正值發育階段的孩子，

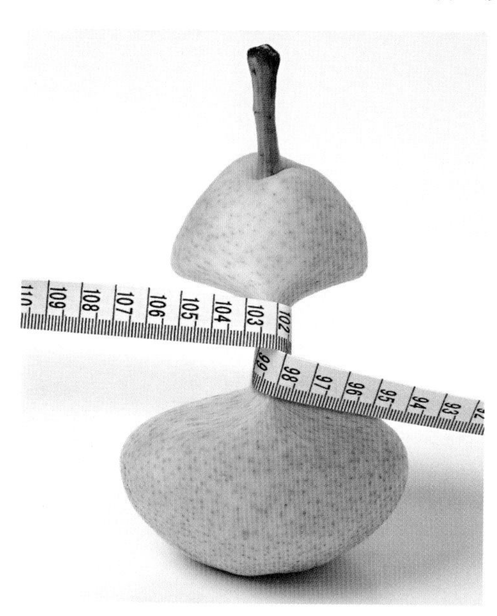

需要吸收很多營養，例如：卵磷脂，磷脂、糖脂是細胞膜組成的成分，如果缺少了，很多器官都會發育得不好，甚至連腦部都會受影響。

很多男孩子到了青春期非常好動，自然就會大量消耗熱量而瘦下來；而很多女孩子上了高中之後，為了想讓自己變漂亮，就會開始注意體態，控制飲食，自然而然就瘦下來了，因此，做家長的大可不必過度操心。

維持苗條還是可以開懷吃喝

晚餐太晚吃，吃再少都胖

我曾經遇過一個病患，她減肥減得很辛苦，也花了很多錢在減肥，仍然效果不彰，後來我才發現她的問題是飲食習慣不對，因為她竟然過了晚上九點還在吃東西。現在的上班族真的很辛苦，經常得加班工作，晚餐往往就變成了宵夜。像這個患者，到了晚上九點之後才有時間好好吃頓晚飯，即使她白天都沒吃什麼，晚上也只吃一碗白粥，一點青菜，還是胖。睡前三個小時最好不要進食，這麼做不但會造成肥胖，而且還會影響睡眠，是腸胃健康的一大殺手。

不要相信食品包裝上的熱量標示

很多人每天都在吃外食、冷凍食品，結果越吃越胖。

一些外食族在便利超商拿起各種食物時，會計算吃進去的熱量，但往往卻被這些熱量標示給害慘了，因為很多廠商都標示不實。舉例來說，標示「零熱量」的食物根本是不可能的，因為沒有食物是沒有熱量的。

除了食物熱量標示不實的問題之外，另一個問題是，通常這些食物都標示著「每份××卡」，如果你的眼睛只看到一百卡和一百五十卡，就馬上決定拿那個一百卡的食物，那就可能是一個錯誤的開始，因為「每份」當中含多少公克？其實每一家業者的標準都不一樣，A家的「每份」是一百公克，B家的「每份」可能是一百五十公克，這樣換算下來，卡路里數字看起來比較低的食物，換算成每公克的熱量，可能更高。

所以，不要再迷信廠商給的熱量數字了！想要掌握自己吃進去的食物，不發胖，一定要確實了解食物的營養內涵，並且維持良好的飲食習慣。

不管怎麼吃、去哪裡吃都會瘦的減肥大絕招

提到減肥，誰都知道，照三餐吃蘋果、喝水、吃白煮蛋烤吐司配燙青菜，那是一定會瘦的，問題是，你可能和我一樣，是個勞碌的上班族，一天至少要做勞

動工作八個小時，如果每天只吃青菜配白煮蛋，有可能減肥不成，反而體力不支。

除此之外，你有那麼多「時間」，每天花幾個鐘頭在那裡煮那些食之無味的食物嗎？還有，和朋友、同事去聚餐，你老推這個不吃那個也不吃，人際關係也會受到影響……以上種種原因，都會讓你的減肥計畫很容易就宣告放棄，因為太不切實際了！但是，只要有計畫地吃，不管怎麼吃、去哪裡吃都可以持續減肥。

麥當勞吃瘦法

什麼?!吃麥當勞也能減肥？沒有錯，只要你會吃，連吃麥當勞都會瘦。速食店裡賣的雖然都是一些高熱量低營養的食物，但是稍微變化著吃，一樣能瘦。

去速食店時，你可以大方地點一個炸雞餐，飲料搭配無糖綠茶，薯條不要加大，可以和別人分著吃。炸雞來的時候先去皮，放在餐巾紙上稍微吸掉過多的油脂，就可以痛快地大快朵頤。

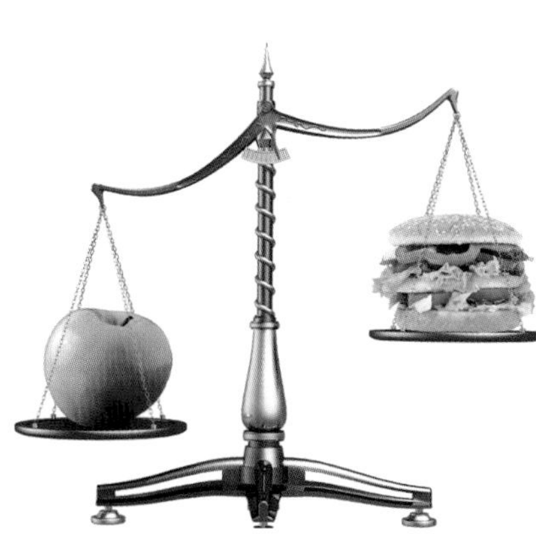

雞肉是蛋白質食物，攝食熱能效應是五大營養素當中最高的，如果可以去除一些炸油，雞肉本身的油脂也很容易代謝掉，再搭配無糖綠茶，這一餐吃下來絕對不會胖，反而還會瘦。

豪華牛排吃瘦法

我是個美食主義者，也非常喜歡吃牛排，常常會買一大塊牛排回家，煎好之後撒上一點鹽巴調味，一餐就只吃那一塊牛排，既犒賞自己的胃，也不用擔心破壞原有的減重計畫。

在我的診所裡，一邊吃著豪華料理，一邊嚷著要減肥的貴婦們也不少。基本上追求美食就是她們的生活方式，而減肥是一輩子的事情，她們不太可能為了減肥而將三餐改成粗茶淡飯，所以去吃西餐時，面對從前菜到甜點扎扎實實的十道料理，我給她們的建議是：把主餐吃光光，其他菜色和同行的人分著吃掉。

前菜最大的發胖危機就是醬料，雖然和風醬聽起來好清爽，其實還是高熱量的醬料，千萬不要被沙拉裡的蔬菜水果所迷惑。湯品可以喝一點，但如果是濃湯就要特別注意。甜點想當然耳，嘴饞的話吃一、兩口就好了。

火鍋吃到飽也吃到瘦

冬天到了，朋友們聚餐不外乎是吃到飽的火鍋店，如果不小心多吃了幾鍋，那麼這一個冬天就要胖好幾公斤。遇到這種聚會，只要把握幾個原則，就算是吃到飽也吃不胖你。

第一、火鍋料都下鍋之後，先吃金針菇，不但容易有飽足感，而且它還是非常好的「促進消化」食物。吃完金針菇之後再吃一點茼蒿、花椰菜等蔬菜。

第二、接著可以開始燙肉片。豬肉本身脂肪比較大也比較油，所以選擇牛肉或羊肉來吃，吃多少沒有限制，就是吃到飽。

第三、不要沾醬料。

第四、不要喝湯。桌邊放一瓶無糖茶飲。

第五、不要吃澱粉類火鍋料，例如：魚餃、蛋餃、蝦餃、丸子、日式蟹腳、魚板。

第六、火鍋店提供的白米飯無限量吃到飽，可以斟酌吃半碗就好了。

三大類型肥胖及局部穴道按摩

肥胖大致可以分成三種類型：虛熱型的肥胖、虛寒型的水腫虛胖，還有更年期的煩躁不安引起的肥胖。你可以先分辨自己是屬於哪一種類型的肥胖，才能對症下藥，找出真正適合自己的減肥方式。

虛熱型肥胖瘦身法

你是不是沒有很多贅肉，還滿結實的，但是上半身看起來很大隻，有點像打橄欖球運動員的身材？

「虛熱型肥胖」的肥胖者，體型多半屬於「上半身肥胖」。他們長期處於高壓力狀態，很容易出現腸胃問題、消化道等疾病。這類患者的肌肉屬於比較結實類型，所以應該做些伸展運動，也要注意消化系統保持順暢。多吃牛奶、豆製品、海鮮等食物，可以幫助情緒穩定，鬆弛神經，舒緩壓力。山楂、麥芽、穀

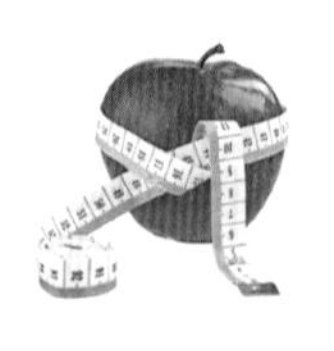

芽、黃蓮、大黃、決明子、菊花、金銀花、白茅根、荷葉、梔子等中藥，對這類型患者也有幫助。

虛寒型的水腫虛胖

不久前新聞報導指出，長期坐在辦公室的女性，臀部會變得比較大，主要是因為脂肪沉澱在下半身的結果。東方女性最困擾的「梨型身材」，就是上半身該有的胸部脂肪沒有，下半身不該有的臀部脂肪卻消不掉。

這類型的肥胖者，體型多半都屬於「下半身肥胖」。女性大都胖在臀部、大腿和小腿。而且女性經期開始之前，更容易出現水腫型虛胖。這類型的肥胖者，比起其他類型的肥胖者，減肥的成效反而是最明顯的。建議可多吃消水腫的食物，如薏仁、紅豆、冬瓜、絲瓜等等。

更年期的煩躁不安引起的肥胖

人體的新陳代謝率會隨著年齡下滑，而且一旦過了更年期之後，更像溜滑梯一樣，一下跌到谷底。

更年期的肥胖，成因是荷爾蒙的分泌減少，新陳代謝的速度逐漸減緩，所以儘管生活方式、飲食習慣沒有太大改變，體重卻越來越重。

更年期也容易因為年紀增長而出現關節炎等困擾，因此不適合做過於激烈的活動。

建議從控制飲食、配合簡單的運動方式，如快走、騎腳踏車來減肥，一樣可以達到瘦身的效果。

想瘦哪裡就按哪裡！懶得運動也能瘦出完美三圍

平常做一些簡單的穴道按摩，可以刺激新陳代謝，還能幫助囤積在某一處的身體脂肪重新分佈，能讓你想瘦哪裡，就瘦哪裡。

刺激穴位的方法是以點壓的方式來進行，不必太用力，以免按壓時不小心弄傷。

找到穴位之後，以指腹按壓住穴位，大約持續五秒鐘，直到穴位有痠痛的感覺再停止。

如此反覆進行幾次，做完之後，要記得喝杯溫開水促進全新血液循環。

向蘿蔔腿說bye bye

按壓承山穴。伸小腿時，用手指可以按壓到淺層淋巴，使得下肢靜脈的迴流狀況較順。

間隔為五秒。

當個腰瘦美人

按壓腎俞穴。這個位置在背部，第二腰椎下方，距離脊椎約一寸半之處。

按摩之後可以幫助消除水腫，特別是腰部的水腫，除此之外，並且有助於腎功能提升，腎氣通暢，血氣通暢，使你的氣色更好。

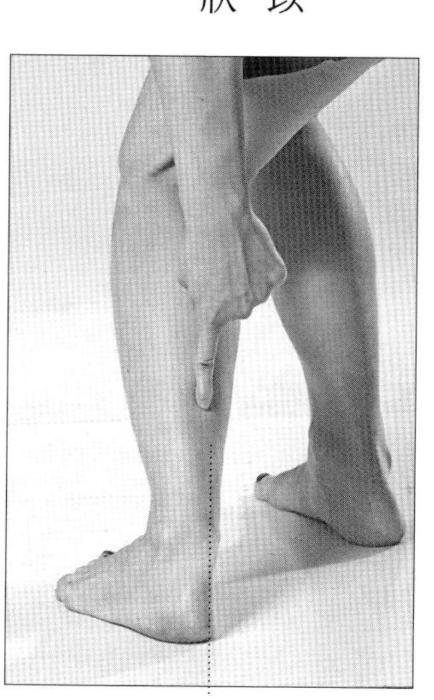
承山穴

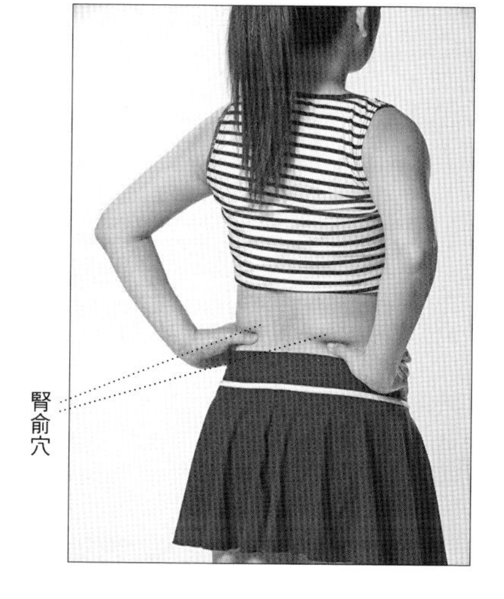
腎俞穴

不再當小腹婆

常常有便祕困擾的女生可以按壓關元穴。它位在肚臍正下方三寸的位置，按壓這個穴道可以幫助消化，消除惱人的小腹，讓腰部線條更明顯，同時有助於腎氣通暢，使臉色更白皙明亮。

打敗梨型身材

靠著按壓足三里這個穴道，可以拯救你的梨型身材。足三里在膝蓋外側凹陷處，正下方三寸的位置，刺激這個穴位可以促進全身血液循環，進而改善下半身肥胖，還能使臉部紅潤有光澤。也可按壓承山穴。當你的腳踮起來的時候，蘿蔔肌凸出來，往下就明顯凹進去，這個交界處就是承山穴。按壓這個穴位可以幫助消化，還可以瘦臀部。對於女性的肝腎健康和內分泌調整，也很

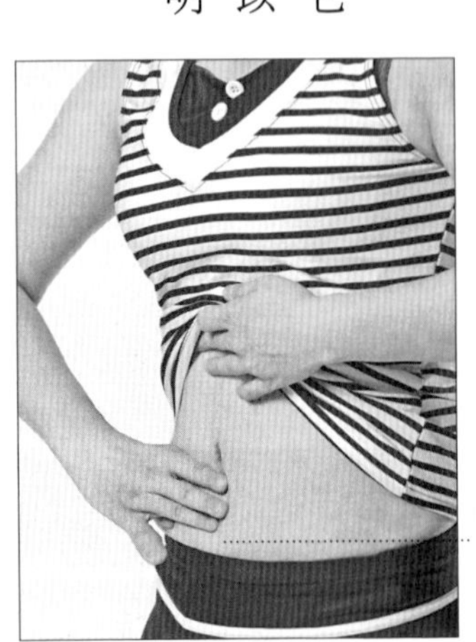

足三里穴

有幫助。

你也可以擁有珍妮佛羅培茲的俏臀

按壓承扶穴。承扶穴就在臀部和大腿的交界處，把雙手自然垂下貼腿，中指貼住的部位就是穴位所在。

告別蝴蝶袖

一般俗稱「虛胖」的人，外表看起來很大隻，其實健康狀況不好，不但容易疲憊，也常傷風感冒，可以按壓曲池穴。伸直你的手，看看手肘的位置，是不是有一個凹陷下去的地方，那就是曲池穴位。按壓曲池穴可以消除手臂脂肪，讓你和蝴蝶袖說byebye，而且還有清熱解毒，使膚色均勻美白的作用。

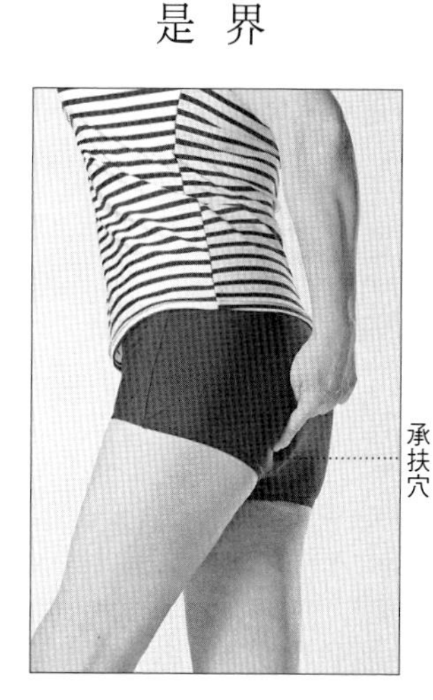

曲池穴

要腰圍也要顧胸圍

減掉罩杯哪來的S曲線

減肥卻瘦了胸部，是許多女人心中的掙扎，究竟是要留住胸圍好？還是要留住腰圍和臀圍好？雖然現在隆乳手術已經非常地進步，但在減肥過程中如何一舉兩得？還是女性們關心的問題。

「減肥不瘦胸」有兩種情形，第一種情形是天生基因好，擁有傲人的上圍，而且還是屬於「乳腺型」的乳房，裡面佈滿了乳腺而非只有脂肪，因此就算減去了脂肪，也減不掉胸部；相對地，如果是屬於「脂肪型」的乳房，就有可能因為減肥而減掉了罩杯，讓愛美的女性不禁大呼殘念。

如果你發現自己胖瘦時胸圍和罩杯落差太大，從C或D一路掉到A，那就很可能是「脂肪型」的乳房，減肥時不能以節食為主要手段，而是要以運動為主，

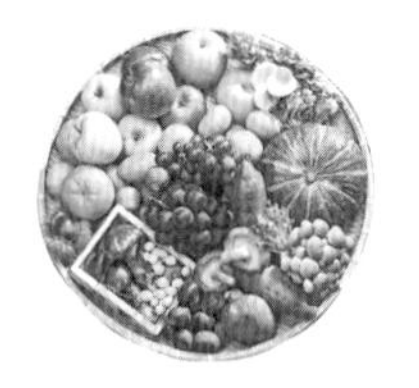

再搭配節食，才有可能瘦得健康又漂亮。要注意的是，劇烈的肌肉運動並不適合，因為這會幫助脂肪變成肌肉，無形之中也縮小了胸部，所以應該以有氧運動為主。

均衡飲食才不會變紙片人

除此之外，在節食過程中，也要注意食物的攝取之道。

一、攝取適當的脂肪：許多女人只要聽到「脂肪」就花容失色，好像和它有不共戴天之仇似的。其實我們的乳房組織中至少有四分之一的脂肪成分，所以減肥的時候也不要成天和燙青菜為伍，應該要攝取好的、天然的脂肪類食物，像是肉類以及豆類，讓身體有足夠的營養。

二、多喝水：多喝水不但能保養皮膚、幫助排便順暢，而且還對乳房的健美也很有幫助。

三、補充膠原蛋白：如果身體缺少膠原蛋白，乳房可能就會萎縮或下垂。因此，減肥時也要多攝取膠原蛋白，像是肉皮、豬蹄、牛蹄、牛蹄筋、雞翅等食物。

四、多吃有助於調整激素分泌的食物：女性體內的荷爾蒙保持平衡，才能促進乳房發育生長，富含維生素E的食物有助於激素分泌，像是花椰菜、葵花瓜子油、芥菜子油；而維生素B群則有助於激素的合成，這一類的食物有五穀雜糧、牛奶、豬肝、牛肉等等。

大多數減肥手段都很可能讓你的胸部縮水，包括藥物減肥也是，因為某些減肥藥物會干擾體內雌激素的平衡，甚至抑制雌激素的分泌。

現在很多女性喜歡泡澡、洗三溫暖，看著身上冒出來的汗珠，感覺像正在消耗脂肪很過癮，但其實也會從身上帶走水分和脂肪，進而失去胸部的丰采。

吃什麼變什麼

對於女人來說，胸部的重要性不遜於減肥，胸部不僅是一個女人的魅力所在，甚至影響到自信。

人的身體受到基因的影響很大，包括胸部的大小也是深受遺傳影響，儘管如此，靠著後天的努力，還是可以多少為胸部加分。

有句話說：「你吃下去什麼食物，就會變成什麼樣子。」這句話所言不假。

如果你仔細觀察就會發現，胸部大的女生和胸部小的女生，就像胖子和瘦子，因為生活習慣不一樣，過著兩種截然不同的生活。

例如：和一群女生一起出去吃東西，會發現胸部大的、胖胖的女生，吃陽春麵時還會切盤豬耳朵、海帶的小菜，餐後再來杯珍珠奶茶才過癮！但是胸部小的、比較瘦的女生，她們可能連一碗麵都吃不完。

我看過一個患者，她家裡是開快炒店的，但是她偏偏很瘦，胸部也很小，這真的是特例。因為一般情況來說，如果家裡是做餐廳，小孩一定都養得胖嘟嘟的。像我從小就愛吃，不但將自己的身材吃得圓滾滾的，上圍也變得有料。

胸部和胖瘦有關，吃得健康又營養是關鍵

女生的體型是胖是瘦，和胸部大小的發育，絕對有關係。胖胖的女生，通常胸部也會比較豐滿。這是因為胸部組織有三分之二都是脂肪，沒有脂肪

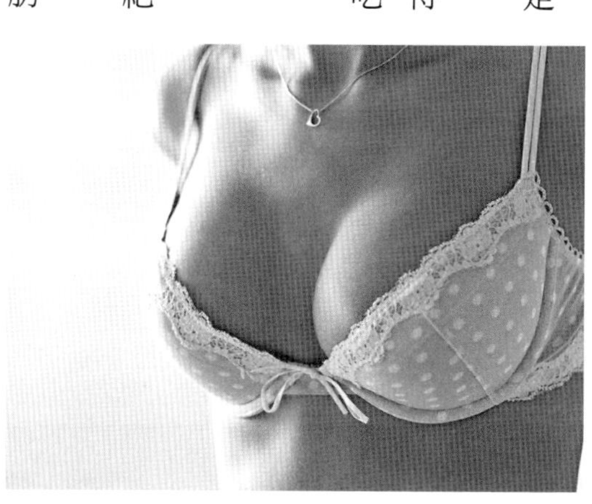

的人很難有傲人的大胸部，當然也有例外，那可能是遺傳造成的結果。

基本上，含膠原蛋白、蛋白質的食物有助於豐胸，但有些女生經常吃這類食物，還是一點幫助都沒有，為什麼呢？這是因為她們的氣血不順暢，需要補充一點花生、芝麻等堅果類食物。最有效的方法是吃得營養、吃得健康，讓身體處在一個work的狀態，這樣吃下去的營養才能夠真正被身體吸收進去。

我建議為自己的胸部大小感到煩惱的女生們，不妨審視一下自己的飲食習慣，多吃一些有助於豐胸的食物。

海鮮類食物：

是最典型的豐胸食物，而且效果很明顯。海鮮類食物當中含有鋅，可以刺激性荷爾蒙，把乳泡變大。不過缺點就是，一旦停止吃，胸部就會稍微縮回來一點。除此之外，海鮮類含有高普林，需要控制攝取量。

蛋白質食物：

蛋白質是胸部組織的重要成分之一，因此，已經過了發育期的女性，還是有機會從攝取蛋白質食物當中，

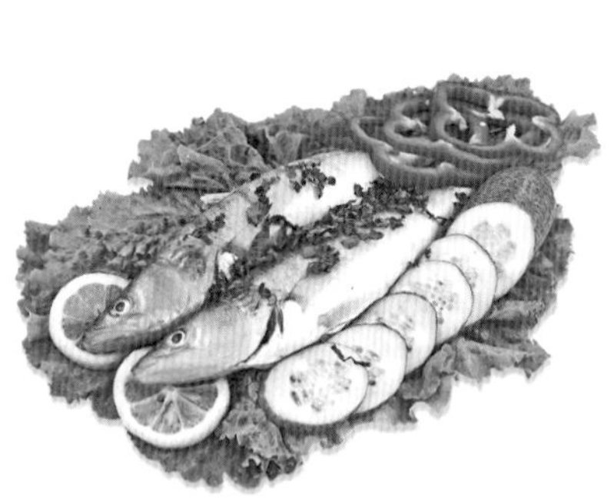

達到罩杯升級的目標。所以，愛美的女性千萬不要因為減肥就不吃肉類食物，以免胸部縮水。

補氣補血的食物

長得特別瘦弱的女生，很難有自體脂肪發展成傲人的胸圍。如果你怎麼吃都不會胖，那該怎麼辦呢？這時就需要改變原有的體質，讓腸胃吸收好一點，像是多吃補氣補血的食物，例如：紅豆、黑糯米、葡萄乾。

豬肝和內臟類食物：

含鐵、能補血的食物一定要多吃。這類食物也很容易入菜，像是麻油豬肝、豬肝炒魚板加小黃瓜，十分可口。如果不喜歡豬肝的腥味可以加一些蔬菜，或是有豐胸效果的絲瓜，也很適合拿來搭配。

罩杯想升級，好睡眠和好心情很重要

很多女生以為過了青春期，再吃什麼青木瓜燉排骨來豐胸都沒有用，其實可以從睡眠著手。

我們身體裡的生長激素，是促進身體各個器官成長的推進器，包括胸部也是。生長激素通常在夜晚時特別活躍，要是你平常到了夜晚精神還是很High，都不睡覺，生長激素就會分泌不足，影響到胸部的發育成長。因此，常跑夜店的女生可要注意了，如果你晚上經常不乖乖睡覺，很可能和「女神」的身材說掰掰。另外，保持心情愉快、心胸開闊很重要，那些胖胖的、胸部大的女生個性多半大剌剌的，什麼不愉快的事很快就讓它過去，雖然有時會給人「胸大無腦」的印象，但其實不計較、不鑽牛角尖的人更有本錢長咪咪。

中醫主張「乳頭屬肝、乳房屬脾胃」，而肝不好，乳頭就不挺；胃不好，乳房就沒有發展的本錢。心情不好的人，肝和胃通常都不好，連罩杯也會受到影響。因此，奉勸女性同胞們，看在美麗的面子上，就別再和小事過不去了，也不要給自己太大壓力。

暴怒讓D罩杯變A罩杯

情緒的變化，會直接反應到我們的身體狀況。我有個女性患者長久以來累積了不少情緒問題，有一天晚上，當她和老公吵架時，造成氣急攻心——結果，只是一個晚上的時間，她不但感到胸痛、不舒服，原本的D罩杯也變成了A罩杯，這可不是危言聳聽，而是真實的案例。當這類患者來求診時，我都會希望她們盡量放開心胸，再開一些疏肝的藥方。在食療方面，建議可以多吃酒釀蛋、牛奶、豆漿、海鮮、牛肉，最有效的是豬肝。

產後胸部縮水令人困擾

我遇過一些女人生產之後，胸部不但變小還下垂，讓她們倍感鬱卒。大部分的女人，雖然都會因為懷孕脹奶的關係，而有胸部罩杯增加的經驗，但並不是每個人都是這種情形，也有例外的情形。

有的女性生完小孩得了憂鬱症，擔心自己瘦不下來，覺得自己人老珠黃會被老公嫌棄，或是生產之後好像變笨了……各種問題一一浮現，搞得心情越來越糟，不但情緒受到影響，胸部也小了好幾個cup。

穿對內衣讓女人年輕十歲

現在市面上的女性內衣種類越來越多，不過相信大家都有類似的經驗，就是有些很貴很美的內衣，穿了不見得舒服，甚至穿久了之後可能使乳房變小、下垂，背部還會擠出浮肉，真的很可怕。

女性的身體脂肪比較多，而脂肪是可塑性很高的物質，可以藉由一些支撐力和包覆力比較好的內衣，幫助脂肪「歸位」。

選擇內衣對女性來說是非常重要的，穿對內衣可以讓女生年輕十歲。因此，女生應該把內衣分成功能性和美觀性兩種，平日上班或長時間出門在外儘可能穿著功能性內衣為主，至於美觀性的內衣，只要在「關鍵時刻」上場就好了。

此外，不要買太緊或小一號的內衣，胸部真的會受到影響。建議還在發育期的女生，如果希望胸部有增長的空間，可以選擇運動型的內衣。

罩杯想升級，按摩不可少

我建議大家平時可以做一些簡單的胸部按摩，刺激乳腺，又可以避免罹患乳癌。去美妝店或一般商場，買一些顆粒狀的手套來做按摩，會更有幫助。

要使乳房變大，主要還是要使乳房的氣血活絡起來，讓所有養分都能充分帶到這個區塊，而掌握這個部位的氣血，有三個穴位：

一、膻中穴：位於乳房中間，和乳頭平行的位置，在左右第四根肋骨中間。以拇指指腹按壓這個穴位，反覆二十次，能達到刺激乳腺的效果。

二、乳根穴：在左右乳頭正下方，第六根肋骨的位置。以左右手拇指，各按壓這個穴位二十次，能夠使乳房更為堅挺。

三、三陰交穴：腳踝骨內側，往上約四根手指頭的寬度。這個穴位主宰女性荷爾蒙，常按摩能夠幫助刺激女性荷爾蒙，使乳房變大。

最有效的按摩時間是每個月的月經來臨期間，除了按壓以上穴位之外，洗完澡後以手掌包覆的方式，左手掌包覆右乳，右手掌包覆左乳，由外而內，由下而上推按胸部，反覆二十次，也能夠將乳房周遭的脂肪歸位到乳房上，增加乳房的體積。

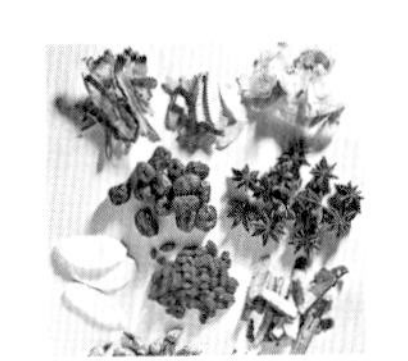

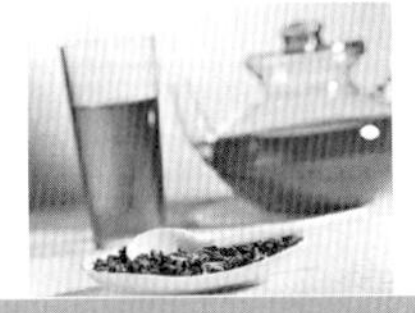

第二章 從裡到外・養身養心・青春美麗

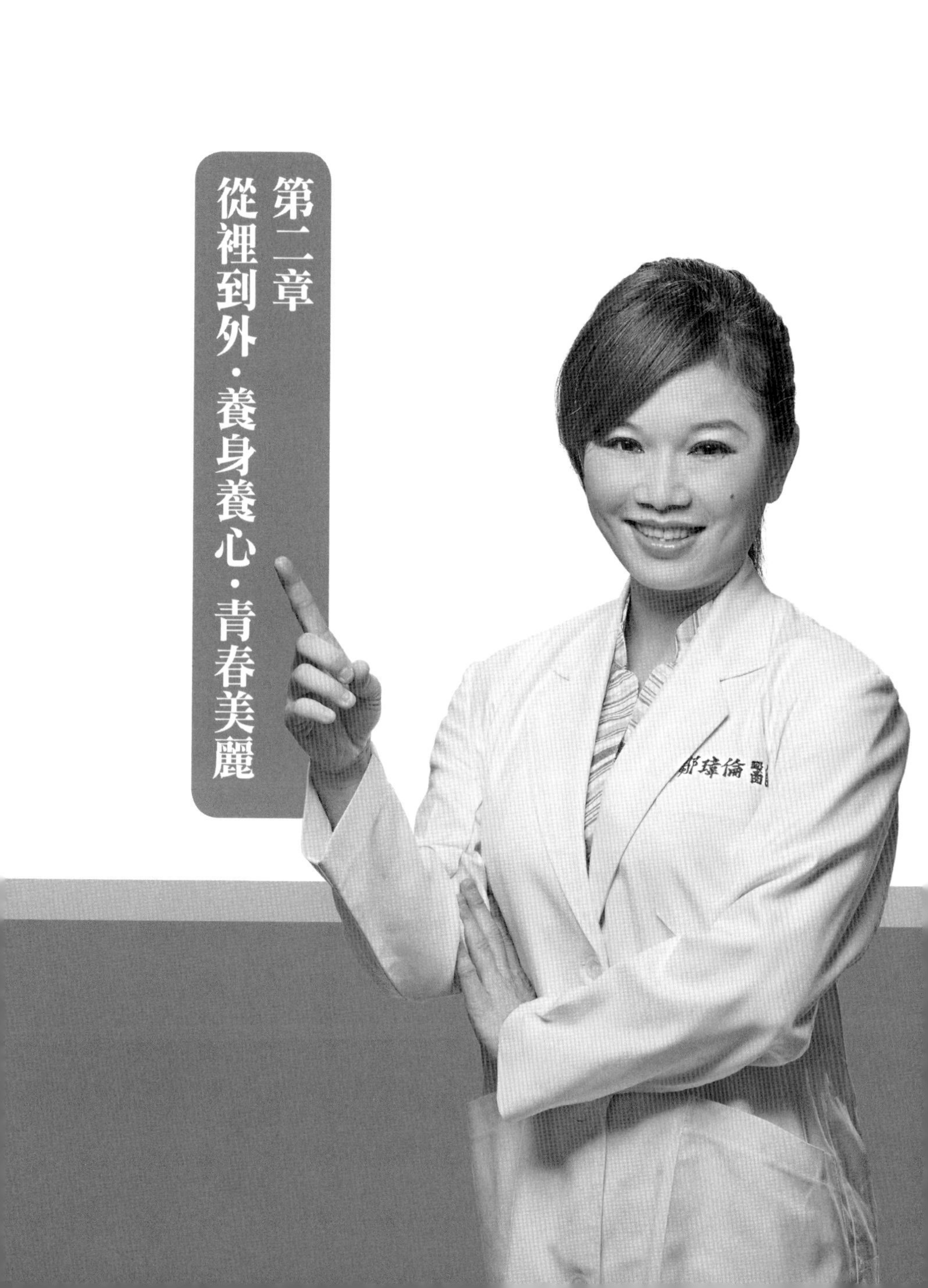

你想做初老族還是美魔女？

幾年前，日本開始流行「初老」這個名詞，台灣某部收視率極高的偶像劇，引用了「初老」的觀念，也引起了大家討論的話題。

在日本，「初老」一般是泛指四十歲左右的族群。隨著日本逐漸走向高齡化社會，日本民眾對於老化也開始出現各種不同的看法，有些人認為四十歲不算初老，六十歲才算。

「初老」有幾種徵兆，例如：你的身邊是否開始出現一堆人喊你「××姊」？以前精力旺盛，唱KTV唱到天亮也不會累，現在竟然只要熬夜一個晚上，就會一個禮拜感到疲倦？然後，只要一坐下來，小腹就會出現一圈贅肉游泳圈；開始注意維骨力和各種健康食品的行情；躺在沙發看八點檔連續劇，不知不覺就熟睡了三十分鐘以上……

關於「初老」的種種症狀，網友們後來接力推出各種版本，看了讓人啼笑皆

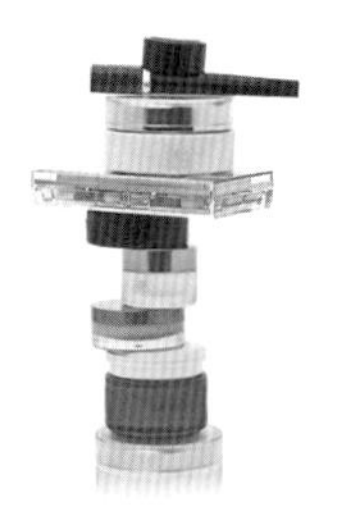

非，卻又不得不承認：「對耶！我就是這樣！」

冠軍美魔女的祕方

「初老」真的那麼可怕嗎？儘管心智上的成熟是很寶貴的，但是，無論是哪一種年齡的女人都怕老，都希望自己能在外型上永遠留住青春的腳步。

日本有一本美容雜誌，舉辦了熟女版的選美比賽，限定三十五歲以上的女性才能參加，這場比賽名為「國民美魔女選美」；也就是說，從眾多參賽者中選拔出過了三十五歲，外表看起來仍然像二十歲的少女一樣的熟女，並且替她們冠上「美魔女」的名稱。

獲得「美魔女」冠軍的是一位模特兒經紀公司的女社長，她身高一百六十三公分，體重四十八公斤，三圍維持在三十三、二十三、三十二，從外表來看，沒有人相信她已經四十五歲了！於是，記者們紛紛前往採訪這位「冠軍美魔女社長」，當然也不忘請教她的保養祕方。

她回答：「規律的生活作息是一定要的，每天一定要使用化妝水。我每天早上都會吃水果，也會撥出時間去散步，當作運動。另外，每週至少做一次瑜伽。」

天下沒有白吃的午餐，要維持二十歲的少女體態，果然是要付出一番努力啊！你還在懷疑自己是否也是「初老」一族嗎？何不積極一點，努力讓自己向「美魔女」看齊呢？

女人要維持外表的美麗動人，真的只能靠自己努力，除了勤於保養之外，也要重視內在的養生，內外兼具，才能散發出美麗的力量。只要有心，人人都能擺脫「初老族」，變身「美魔女」！

從愛自己開始美麗

來我的診所求診的患者，最大比例不是減重就是美容。臉部的皮膚保養，也是她們最關心的事。

現在的女人很懂得如何享受生活，照顧自己。來我的診所的患者之中，有很多是重視保養的媽媽，她們經常早上把家事安排好，小孩也打點好之後就來針灸、薰臍，下午再去ＳＰＡ中心做個按摩，以維持外表的光鮮亮麗。

有些人會覺得，花這麼多時間和金錢去做保養真的好浪費，但是我覺得，讓自己「開心」更重要。如果能讓心情因此保持愉快，何樂而不為呢？像我自己平常在家也會適度做些保養，有時候泡泡腳、去去角質，看見自己的皮膚狀態變得更好會很開心，別人看了也能賞心悅目。

我和患者聊起這些事時，有的媽媽會說：「哎呀，我都結婚了，小孩也生了，沒差啦！」但是我覺得，女人保養不一定是為了老公而已，讓自己開心也很重要。而且一些開架式的化妝水和乳液價格也不貴，花一點小錢來保養自己，很划算的。

女人最夯微整型中醫也做得到

最近幾年微整型的風氣逐漸在台灣蔓延開來，越來越多的行業十分講究門面，像是金融業、服務業的從業人員，也加入了微整型的行列。女性對於追求青春美麗也越來越斤斤計較，從臉部除皺淡斑美白，到頸部肌膚的光滑細緻，再到手部肌膚的潤澤，都是美容重點。

最近還有女性患者對我提出新的需求，她們想要擁有「少女般的眼神」，因為「萌」時尚流行，而且眼神最容易洩漏女性的年齡。

大家可能不知道，中醫的針灸和穴道按摩，也可以達到微整型的效果。一些皮膚上的問題，像是抬頭紋、表情紋、法令紋，藉由針灸和穴道按摩就可以獲得改善。微整型的成效都是有期限的，無法維持太久；有些剛做完微整型的人，臉部表情也會不自然，旁人看起來更是明顯，所以跑來找我做針灸。中醫講究長期的調理，效果比較持久，重點是比較自然，因此，支持微整型的人也漸漸地開始轉向中醫針灸的領域。

我覺得愛美是人的天性，微整型和針灸都是可行之道，完全看個人的偏好和接受度。中醫美容類別很多，包括收縮毛細孔、淨化黑頭粉刺、消炎解毒、美白等等，這些療程如果在診所做，都需要時間，一週一次的話，最少要做三個月。我還有個患者因為痘痘的情況比較嚴重，治療了八個月，才回復正常狀態。

怕老？趕快清除體內自由基

如果生活作息不正常，像是有熬夜、抽菸、酗酒的習慣，或者是壓力太大、生病，都會在體內產生自由基，進而破壞身體裡的膠原蛋白。除了改善外在環境之外，也可以多吃富含維生素A、維他命C的蔬果，來排除自由基。

此外，綠茶裡的兒茶素能防止細胞過度氧化，造成老化現象；多吃芝麻有助於提升肝功能，清除體內促進老化的毒素。平常適時品嘗一些純度高的巧克力，不但能抗老，還能預防心血管相關疾病。

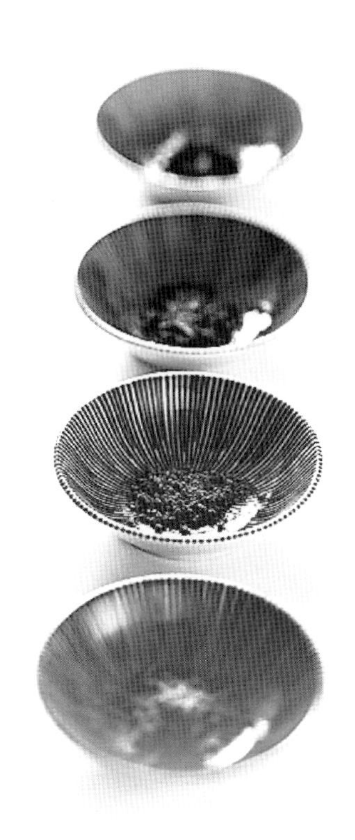

四季美膚與食補護髮

一年四季，各有不同的保養方法。春秋季節交替之際是最難保養的季節，毛細孔擴張、皮膚過敏的問題，需要做好皮膚的特別護理。

夏天天氣炎熱，清潔最重要；冬天天氣寒冷，所以要格外注意保濕問題。

每個人的膚質不一樣，必須先了解自己的膚質，再針對自己的膚質做保養。在選購保養品時也要注意，不要盲目聽信網路上的謠言，購買來路不明的保養品。

有的人因為朋友推薦，或網路評鑑不錯就去買一些保養品來使用，卻發現效果並不如預期，這是因為每一種皮膚都有它適合的保養品，因此應該依自己的膚質狀況選擇適合的產品。想要有水嫩Q彈的美肌，減少歲月和環境對於皮膚造成的傷害，維持良好的生活習慣也很重要。

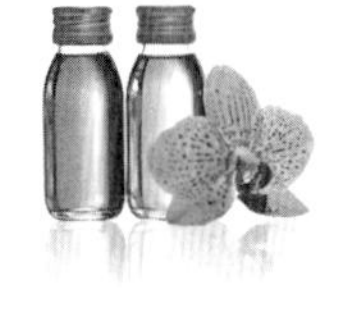

春季

春季時人體的新陳代謝開始活躍，如同萬物一樣進入一個新生的周期，因此適合做醫學美容療程。不過，此時皮膚也十分地敏感，因此在保養品的選擇上要多加注意，應該盡量以天然成分為主，避免引發皮膚紅腫、發癢等問題。在清潔上盡量以三十度C以下的溫水為主，避免過度清潔而破壞皮脂層，使皮膚更敏感。

此外，香蕉容易引發過敏，這段期間應該少吃。

夏季

台灣夏季氣候炎熱且潮濕，容易滋生細菌，因此皮膚的清潔工作非常地重要，除了每天早晚使用潔面乳去除毛細孔上的彩妝及髒汙之外，中午也可以使用清水洗臉，避免汙垢在臉上殘留過久，堵塞毛細孔，造成發炎現象。多吃薏仁與綠豆這一類可以清涼退火的食物，能夠幫助肌膚度過皮脂分泌旺盛的夏季。

另一個保養重點就是防曬，除了使用隔離霜和防曬乳之外，在戶外時最好使用遮陽帽或遮陽傘來排除紫外線，這麼做能夠防止皮膚曬黑、老化。此外，多吃一些去除體內自由基的食物，例如紅蘿蔔、菠菜等深綠色蔬菜，能夠防止皺紋產生。

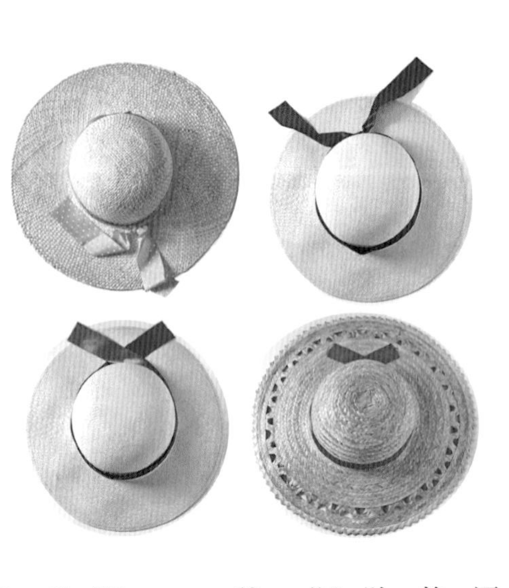

秋季

秋季是換膚的重要時節，因為經過夏季陽光照射後，皮膚的角質層會變厚，使皮膚看起來暗沉、粗糙，此時可以使用溫和的去角質產品，重現肌膚的美白和活力。除此之外，由於秋高氣爽、氣候乾燥，保濕工作也是保養的一大重點。

避免吃一些辛辣食物，多吃滋陰潤肺的食物，例如梨、荸薺、百合、白蘿蔔、蓮藕、海參、豬蹄凍、蹄筋、蜂蜜、芝麻。喜歡吃甜點的女性，可以吃銀耳蓮子粥、百合冰糖飲、紅棗飲品來護膚、保養身體。

冬季

冬季氣候乾燥，皮膚表層上的水分容易被帶走，因此應常補充身體的水分，並且在皮膚表面塗上凡士林等保濕產品，才能確保膚質水嫩，防止皺紋產生。而冬天氣候寒冷，人體血液循環較差，使得皮膚看起來暗沉，因此多飲用溫水，保持身體的溫暖，能讓氣色看起來更好。

豬腳花生、白木耳這類富含膠質的食物可以多吃，提升皮膚的保濕度，少吃瓜類等寒性食物。

護髮，用吃的

情緒壓力問題除了影響胸部發育，衍生出來的症狀也包括掉頭髮。現在女性因為掉髮問題來求診的比例，比起男性更多。

頭髮問題是現代人的煩惱根源之一，有的人早生華髮，或是少年白，又或是覺得髮色不夠烏黑亮麗，這些問題都不難解決。市面上有很多染髮商品，買一罐回家自己染，或者去美容院染髮，都十分方便。

從中醫的角度來說，髮色不夠黑，表示營養不夠，或是腎氣虛旺。一個人的血氣充足旺盛，頭髮、睫毛和指甲也會漂亮，所以中醫才會說，「爪甲是血氣之母」。如果你的髮色不夠烏黑，就是血不夠，除了補足營養之外，也可以多吃一些海帶、黑白芝麻、黑木耳、海菜類的食物。此外，指甲和頭髮都是由蛋白質組成，需要補充一些蛋白質、奶蛋類食品，才能做好修護工作。經常上美容院染燙髮的女性，更要注意「吃的美髮保養」。

徹底清潔與過度化妝的傷害

你真的需要「徹底清潔」皮膚嗎？

大家都知道，保養要做好，首先就是皮膚清潔工作要做好，如果基礎的清潔工作沒有做好，不但不能將保養品吸收進去，反而會造成毛細孔的負擔。

因應這種保養觀念，市面上也推出了許多卸妝、清潔產品，但是，你真的需要這麼多瓶瓶罐罐的清潔用品來「徹底清潔」皮膚嗎？

如果是一般正常的膚質，平常只要以溫水清潔就可以了。我們要保有皮膚本身正常的功能，就不要過度清潔它。人的身體是一個活絡的有機體，有一套自己維持生存的循環代謝系統，而我們的皮膚，原本就有清潔的功能，不管是受到彩妝還是髒空氣的汙染，都會因為皮膚的再生、剝落而自然排出。

有時候，洗完臉會有一點緊繃的感覺，很多美眉趕緊搽保濕乳液，其實只要

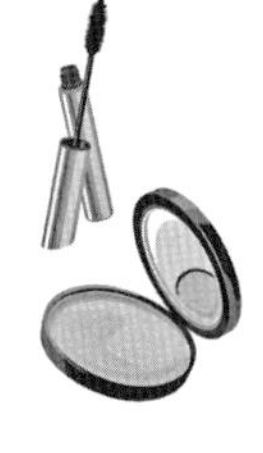

經過半小時，我們的皮膚就會自動重新分泌油脂，改善這種現象。油性肌膚的美眉更要注意，當你一次又一次地在清潔過後的臉上補充油脂，反而容易造成皮膚發炎。

夏天皮膚油油的，黏膩的感覺很令人討厭，又擔心長痘痘，因此強力去油的清潔用品，也成為女孩心目中的夢幻救星。但愛美的女性要注意了，通常這種強調去油力強的清潔產品，對於皮膚的刺激更強，容易造成皮膚的敏感或發炎。

化妝品是救星還是傷害？

近幾年來，由於資訊傳播快速，年輕的女生從電視、雜誌、網路等媒體上，學到了各種出神入化的化妝技巧，出門前只要多用一點巧思，都可以打扮得像大明星一樣漂亮。

化妝固然可以讓你煥然一新，但是，當我們化妝的時候，無論是多麼輕透的化妝品，覆蓋在皮膚細胞上，還是會造成皮膚的負擔，而且在化妝與卸妝的過程中，一些不經意的小動作也可能讓臉部產生皺紋。因此，在化妝前一定要做好保濕的工作，避免皮膚在乾燥的情況之下增加了粉妝的負擔，變得更脆弱。

除非有特殊需要，否則那種「醜女大翻身」的眼部濃妝偶一為之就好，平日上班儘可能以遮瑕和呈現好氣色做為化妝的重點。

卸妝的過程也很重要。很多女性疲累工作了一整天回到家之後，不是懶得卸妝，就是草率快速地卸妝，而這些一時的偷懶，都可能造成皮膚的傷害。卸妝時，雙眼皮貼、假睫毛一定要以卸妝乳液充分塗抹之後，再輕輕地卸除，倘若施力過大，拉扯了皮膚，就會種下眼角皺紋的禍根。

現在很多女生倚賴化妝，幾乎到了不化妝就不敢出門的地步，但是，一週七天至少找一天不化妝，才能讓皮膚有好好休息的機會。

皮膚有了充分的休息，就可以帶來充足的營養，吃進去的膠原蛋白、維他命等養分也才可能被皮膚吸收，延緩肌膚的老化。

保持皮膚清潔以及充足睡眠，它的美麗效果絕對不輸給保養品和醫美微整形。此外，藉由攝取一些美膚食物，也可以改善皮膚的狀況。

市面上有各式各樣的美白茶飲配方，其效果因個人體質而異，可以根據自己的體質需求飲用。

睡美人與白雪公主的撇步

美麗，是睡出來的

現在的女性都很懂得照顧自己，外貌也維持得很好，許多已屆熟女年紀的女性，看起來就像二十多歲一般，令人羨慕。但也有部分女性才二十多歲，就已經有小細紋的困擾，而且臉色黯沉，再不小心保養就會被當成是中年大嬸了。

很多人問我：女人美麗的祕訣是什麼，我常說：「美麗是睡出來的。」充分的睡眠能讓一個女人維持美麗，比任何保養品都有用。我自己維持了每週有三到四天晚上九點之前就上床睡覺的習慣，有時候甚至晚上七點半就關燈睡覺了。

「睡眠充足」對於女性的美容保養很重要，當我們夜晚入眠的時候，身體會分泌大量的生長激素，這種生長激素可以促進細胞更新，除去老的皮膚細胞，讓新的皮膚細胞長出來。如果睡眠充足的話，這個「除舊佈新」的工程就會進行順利，隔天早上醒來，擁有一張清新亮麗的臉蛋。

美容覺是保養聖品

如果你經常熬夜、失眠、睡眠不足，那麼身體的生長激素就會分泌不夠，臉上老舊的皮膚細胞無法被代謝掉，等於隔天早上是帶著一張殘留著昨日老化痕跡的皮膚出門，當然看起來很沒有光采。

以上班族忙碌操勞的工作量來說，要維持外表容光煥發，找回美肌力，就非得好好睡個美容覺不可。

女性的睡眠品質通常比男性差一點，因此需要較長的睡眠時間，才能達到充分休息的效果，因此在條件許可的範圍內，我建議女性朋友們儘可能「早睡晚起」，因為睡眠真的是皮膚最好的保養品。

美白與皮膚健康密不可分

古代形容美人白皙的皮膚是「膚若凝脂」，可見從古至今，「美白」一直是女人美麗的重要關鍵。

想要美白，首先就要知道為什麼皮膚會變黑？其實我們的膚色受到先天基因影響很大，但這並不代表後天就沒有改變的可能，我們的皮膚還是會因為生活飲食方式，而有所改變。

想要美白，最直接的方式就是做好防曬工作。當我們的皮膚受到日曬的時候，身體為了避免皮膚被灼傷，就會在皮膚底層形成黑色素。如果我們能做好第一關的防曬工作，就會減少黑色素的增生。這也就是為什麼愛漂亮的女明星們夏天出門時，一定要搽防曬乳、戴帽子、穿長袖外套的原因。

如果防曬沒有做好，形成了黑色素也不需要太擔心，只要你的皮膚是健康的，過一段時間，黑色素仍然會被新陳代謝掉，恢復原來的膚色。但是如果長時間暴露在陽光下，皮膚可能無法那麼快代謝掉所有黑色素，黑色素就可能沉澱在皮膚表面，再也白不回來了。

「助白」與「助黑」的食物

想要保持白皙的皮膚，飲食也可以幫上大忙，例如：含維他命Ａ、Ｃ、Ｅ的食物可以抑制黑色素沉澱，因此，平時多吃一些富含維生素的食物、水果及蔬菜，都有助於幫助你成為一個白皙美人。

想要美白皮膚更事半功倍，有些食物也要少吃，以下是一些容易形成黑色素的食物，食用時應該控制份量。

一、肉類食物

海鮮類之外的肉類食物，都含有有利於黑色素形成的酪胺酸及苯丙胺酸，因此愛美的女性應該酌量食用。

二、紅蘿蔔和木瓜

木瓜有助於腸胃蠕動，紅蘿蔔則有利於抗老抗氧化，這兩種食物都很受女性歡迎，不過要注意的是，它們含有大量的β胡蘿蔔素，如果吃多了會造成皮膚的黃色素沉澱。

三、光敏感食物

檸檬、芹菜、胡蘿蔔等光敏感食物，如果遇到陽光就很容易產生色素沉澱。建議愛美的女性們，食用這些食物期間一定要要特別做好更嚴密的防曬工作。

珍珠粉底妝與薏仁粉面膜

我自己有一個美白的小祕訣，在這裡與大家分享，那就是以珍珠粉做為底妝。美眉們可以到中藥行購買珍珠粉來使用，價格相較於市售的粉餅更便宜。珍珠粉具有美白滋潤皮膚的功用，以它來遮瑕、填補毛細孔可以上妝兼保養皮膚，而且珍珠粉是天然的，完全可以被代謝掉，不會造成肌膚的負擔。

另一種值得推薦的美白祕方是薏仁粉，可以自行在家製做薏仁面膜，方法很簡單，就是將薏仁泡軟之後，放入果汁機打成泥，直接敷在臉上。夏天經過一整天日曬之後，敷上這種天然薏仁面膜對皮膚有鎮定效果。

按摩代謝黑色素

合谷穴：在手掌的虎口上，為大腸經原穴，屬陽主表，取清走衰，宣泄氣中之熱，升清降濁，疏風散表，宣通氣血之功。

功效：平日多按壓合谷穴有助於代謝黑色素。白天日曬過後，夜晚睡前按壓合谷穴，能防止殘留在體內的黑色素沉澱。

曲池穴：穴位於手肘上。將手肘彎曲，外側骨頭相連之處有一小處凹穴，就是曲池穴。

功效：按壓曲池穴，有排毒功效，使皮膚看起來清透無瑕。

美白茶飲

市面上有各式各樣的美白茶飲配方，其效果因個人體質而異，可以根據自己的體質需求飲用。

1. 玫瑰複方茶飲

材料：牡丹皮（去斑、防止皮膚粗糙）、玉竹（美白及潤燥）、玫瑰花（美白淡斑）。

做法：將以上材料放茶壺裡，以沸水沖開，靜置十分鐘即可飲用。

2. 洋甘菊枸杞茶飲

材料：洋甘菊三公克（抗發炎、改善皮膚粗糙）、枸杞三公克

做法：將以上洋甘菊與枸杞放入茶包袋中，放置茶壺中以沸水沖開，靜置十分鐘即可飲用。飲用時將檸檬片放置茶杯裡，將茶飲倒入杯中。

補水保濕趕走皺紋

我不要當乾妹妹

水嫩的皮膚看起來飽滿、有光澤，美白度也提升了好幾度，這也是許多女孩們最在意的保養重點。

其實，水嫩的皮膚和角質層的水分含量有很大的關係。

我們的皮膚最外層是角質層，它本身就具有水分，健康的角質層含水量約百分之三十，如果達到了這個標準，皮膚看起來就會有彈性。角質層本身還有吸水以及防止水分流失的功能，在皮膚功能健康的情況下，如果處於乾燥的環境，像是冷氣房裡，角質層就可以防止水分流失，並且從皮膚的真皮層裡吸取水分。

由於環境傷害以及年齡的關係，角質層水分的含量會越來越少，當它的含水量低於百分之十的時候，就會使皮膚出現乾燥、粗糙等症狀，促進皺紋的形成。

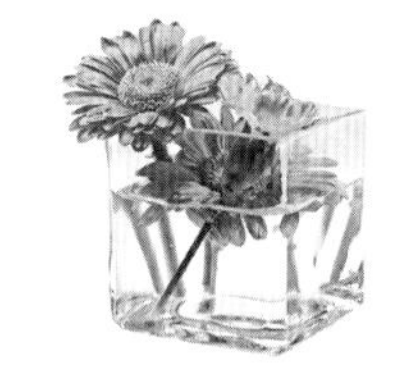

在一般情況下，當角質層含水量低於百分之三十時，就是乾性肌膚，為了避免水分繼續蒸散掉，需要塗上一點保濕保養品，它能幫助角質層防止水分流失，保持皮膚的滋潤。

建議在使用保濕保養品之前，還是先詢問一下皮膚科醫師，自己是不是乾性肌膚？有沒有使用保濕產品的必要？如果皮膚功能正常，那麼使用保濕產品反而會阻塞毛細孔、妨礙皮膚正常的代謝功能。

保濕面膜敷再多也沒有用

台灣女性愛敷面膜，平均一年可以敷掉一點二億片面膜，疊起來比一〇一大樓還要高，十分驚人。

不過美眉們不妨可以想想，如果靠敷臉就能把維他命C、紅酒多酚和膠原蛋白等「吃」進臉部的真皮層，那麼當你夏天去海裡游泳、潛水，連續泡在海水裡面好幾個小時，你的臉會變成什麼樣子呢？是不是和被醃過的肉沒兩樣？

我們的皮膚本身具有非常強大的保護機制，能夠抵擋外界異物的侵入，就算是一般人深信不疑的美容聖品，例如：膠原蛋白、維他命C也無法突破皮膚這一層屏障而直接影響我們的身體，因此保濕面膜敷得再多，如果身體水分不足，也是達不到保濕效果的。

多喝水戒菸戒熬夜

我平常維持皮膚保濕透亮的方法，就是每天喝四千ｃｃ的水，而且無論平日的看診工作多麼忙碌，都會定時去上廁所，將身體裡多餘的水分排除，維持體內良好的新陳代謝。

保養皮膚濕度主要的方法是防止水分流失，因此要排除一些造成皮膚水分流失的生活習慣，例如：抽菸、熬夜。抽菸之後身體吸入的尼古丁濃度增高，而尼古丁具有利尿作用，會加速身體內水分排出。熬夜則容易加劇身體燥熱、上火的現象，所以最好盡量在晚上十一點前上床，並睡足六至八小時。

另外，想要擁有水水動人的肌膚，建議可以吃燕麥、蕎麥類，納豆、秋葵、山藥、茄子、洋蔥、馬鈴薯、石花菜。只要有黏稠度的食物，都有促進肌膚保濕的功效。除此之外，維生素C也是不可少的，像是葡萄柚、檸檬、番茄、橘子以及綠色蔬菜中都含有大量的維生素C，可以加強皮膚的保濕。另外，在中藥食補當中，具有滋陰潤燥功能的銀耳、杏仁、百合、山藥、梨子、豆腐等食物，不妨多吃。

減少皺紋

上了年紀的女人，最怕見到臉上出現小小的細紋。皮膚當中，有百分之七十都是膠原蛋白組織，它維持著皮膚和肌肉的彈性，可是，隨著年齡的增加，身體越來越留不住水分，體內膠原蛋白的纖維也開始變細變小，失去原本維持皮膚和肌肉彈性，如此一來，皮膚就會鬆弛，形成小細紋。

有些女性才二十歲左右，臉上就出現一些小細紋，這可能是因為環境和生活習慣不當，導致皮膚受到傷害。但不用太擔心，只要改善一下日常生活作息，加強補充水分以及膠原蛋白，就可以重拾美麗健康的肌膚。平常不妨多攝取一些含有膠原蛋白的食物，像是豬腳、雞爪、蹄膀、魚皮；吃素的女生也可以藉由攝取石花菜、玉竹、當歸、龍眼肉這些食物，來增加體內的膠原蛋白。

當我們吃進這些食物之後，它們會在腸胃道被水解、變成小分子的胺基酸和胜肽，做為人體合成膠原蛋白的原料。不過，腸胃不好的人吃了這類食物也可能難以吸收，因此，要同時注意腸胃的健康，才能真正地吃出美麗。

除皺按摩

隨著年紀增長，皮膚內的彈力膠原蛋白逐漸流失，因而形成皺紋。想要防止皺紋產生，除了飲食上多攝取富含膠原蛋白食物，例如豬腳、雞蛋、魚皮……之外，也可以利用外力來幫助皮膚對抗地心引力。

特別要注意的是，按摩皮膚一定要搭配非常滋潤的面霜或乳液，絕對避免在皮膚乾燥的情形下按摩，如此才不會對皮膚過度拉扯，反而造成皺紋產生。

除頸部皺紋

將頭部仰起，以雙手四指並攏向內貼近皮膚，從鎖骨上方開始，左右交替向上推提。每天約按摩五分鐘。

除兩頰皺紋

將雙手輕微握拳，以拇指第一關節至第二關節背部貼近皮膚，順著鼻梁、顴骨至太陽穴的方向按壓，再從鼻翼、顴骨至耳中上部按壓；最後從下頜部向嘴角方向按壓。

除魚尾紋

許多年輕女孩深受魚尾紋困擾，魚尾紋形成原因比較特殊，除了皮膚膠質流失造成魚尾紋之外，眼部血液循環不佳也是魚尾紋形成的重要原因。

早晚輕拍眼角肌膚，可以促進血液循環，有效改善惱人的魚尾紋。

上班族的急救保養

最近有新聞報導指出，有些上班族因為長時間打電腦，加上壓力過大，以至於才二十多歲，就出現了皺紋、皮膚鬆弛的現象，看起來像四十多歲一樣。看到這個報導，相信很多上班族女性都會感到驚恐，生怕外在環境會加速身體的老化。

長時間待在冷氣房裡工作，肌膚會變得很乾燥，一不小心細紋就來報到了！所以建議大家在辦公室裡可以泡巧克力牛奶、可可茶、馬鞭草來喝，幫助皮膚保濕。

除此之外，在辦公桌旁邊放一杯清水，或者是放一些小盆栽，也可以提升四周空氣的濕度。

回家後，煮一點枸杞銀耳湯來喝，可以增加皮膚的保濕度，還能保養一整天盯著電腦而疲憊不堪的眼睛。洗完澡之後，趁著全身還濕濕的，趕緊塗上乳液，

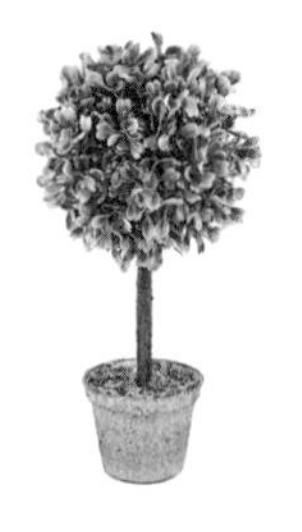

將水分鎖在皮膚上，隔天又是一個水亮亮的美人。

少妝保暖好心情

一些ＯＬ到了下午皮膚開始泛油，就會拚命補妝，結果臉上的粉越補越多。建議上班族女性不妨利用中午的午休時間去卸妝、洗臉，讓肌膚呼吸、休息一下，等到午休時間結束，再上一層ＢＢ霜就好。很多人會說，ＢＢ霜不是會堵塞毛細孔嗎？但是，即便不用ＢＢ霜，你還是會先搽隔離霜、粉底液，最後加上一層蜜粉，與其將這麼多層東西搽在臉上，還不如使用多效合一的ＢＢ霜。

此外，上班族長時間都待在冷氣房裡工作，子宮也容易受寒，所以保暖工作一定要做好。

上班族女性要維持容光煥發，維持好心情是非常重要的。我自己一天工作八個小時，有時候更高達十個小時，長時間緊繃的工作情緒很容易造成皮膚問題。因此，我會在辦公室裡放一些紓壓小物，例如小人玩偶，讓自己看了心情更放鬆。

隨時按壓穴位消除眼睛疲勞

眼睛會疲累主要是因為眼睛周圍血液循環不好，如果一直不改善，不但會影響視力，而且眼周也很容易出現細紋。眼睛疲勞時除了多休息之外，也可以按摩眼周穴位來改善血液循環。

一、攢竹穴：攢竹穴位於眉頭凹陷處，可以使用雙手拇指按壓這個穴位，反覆十五至二十次。

二、睛明穴：睛明穴位於眼睛內角凹陷處，可以單手的拇指和食指按壓住這個部分，先往上推，再往內壓，如此來回重複十五至二十次。

三、四白穴：四白穴位於眼睛正下方約一寸部位，大約在顴骨上，可以左右手食指分別按壓左右方四白穴約二十次，即可消除疲勞。

四、太陽穴：太陽穴位於臉部雙邊鬢角凹陷處，各以大拇指緊貼，按壓二十次。

五、熨目：感覺眼睛痠澀時，可以雙手摩擦生熱，再將手掌覆蓋於眼睛上方輕輕按摩。

一秒鐘變出美容餐

「沒時間」是現代人最大的困擾之一，特別是一些平時得靠自己打理生活的單身上班族女性，或者是家庭工作兩頭忙的職業婦女，常常忙得不能好好地吃飯、睡覺，這樣對於美容的傷害很大。

其實，只要使用一點簡單的方法，不用大費周章地熬製美容湯品，也能讓每一位忙碌的女性，吃出美麗與健康。

輕鬆又簡單的ＯＬ美容料理：

早餐：去便利商店買瓶杏仁漿，撒上一些芝麻粉，就能補充一天的活力。芝麻可以補氣，減低血液中的膽固醇，不但能抗衰老，還可以避免發胖。而有些女生會因為壓力產生的掉髮問題，也可以獲得改善。

中餐：去路邊攤買碗陽春麵，撒上胡椒、花椒、小茴香，這些調味料都有暖胃效果，辛香料也能幫助血液循環，讓你擁有紅潤的好氣色。

下午：帶包小蜜餞去公司，將橘皮切絲，再加一些水果醋，冰鎮涼拌，就是營養好吃的下午茶點心。

一般我們吃的陳皮也就是曬乾後的橘皮，橘皮本身含有胡蘿蔔素、維生素C、黃酮類化合物，它能降血脂、血壓，搭配醋一起吃，幫助腸胃蠕動，清除體內的毒素。

晚餐：如果想瘦身的女生，晚上就不建議進食了。如果真的很餓，可以用低糖或無糖的水果代替，如芭樂或番茄、蘋果。

打擊青春痘與成人痘

痘痘肌膚不可過度清潔

對於青春期的女孩來說，青春痘往往是最惱人的一件事！不過，現在「青春痘」已經不再是年輕人的專利了，許多成年人也有「成年痘」的困擾。

一般人都認為會長痘痘是因為油脂分泌太過旺盛，因此只要將分泌的油脂洗淨，就可以預防痘痘，這其實是錯誤的觀念。因為容易長青春痘的人，不一定是因為油脂分泌太多，如果過度清潔，反而會使得皮膚更敏感。

用溫水洗臉，可以洗去外在髒空氣附著在皮膚表面的髒汙，不必非得使用清潔劑不可。選擇清潔皮膚的產品時，不妨使用弱酸性的肥皂，使皮膚維持正常的弱酸性。如果已經長膿皰，則需要接受醫師治療，這才是正確的治療方法。

除此之外，要避免吃刺激性、油炸或重口味的食物。

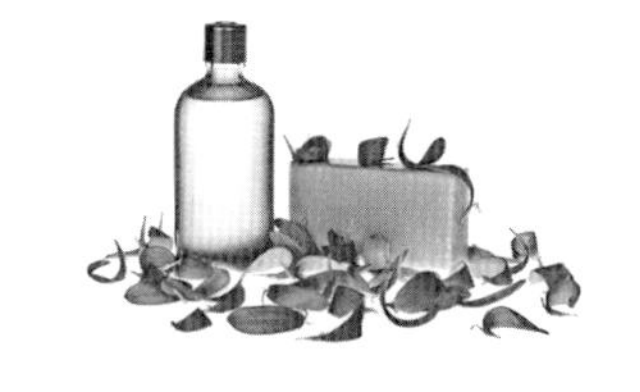

容易長痘痘的人，毛孔容易粗大，可以藉由補充一些天然的食物來改善。例如多吃薏仁、杏仁粉、綠豆、珍珠粉、豆腐等食物，這些食物不僅能夠修復毛細孔的粗大問題，也有美白的效果。如果覺得煮薏仁水太花時間，也可以每天吃一塊豆腐或喝兩杯豆漿。

從痘痘位置看健康

從痘痘生長的位置，可以看出我們的身體機能，究竟是哪裡出了問題？

額頭

這個位置代表的是「心火」。如長期思慮過度、勞心傷神、壓力大、煩惱多、脾氣不好造成心火旺盛，都可能會讓額頭冒出痘痘。改善方法是保持充足的睡眠，盡量放鬆心情，舒緩生活中的壓力。

下巴

這個位置代表的是「腎」，表示內分泌系統有狀況，大部分是出現在經期之前。改善方法是要特別注意生理期的調養，生理期之前與經期之內，可以吃黑糖、桂圓等熱飲。忌食冰冷、寒涼的食物。

臉頰

臉頰又可分為左右，左臉頰是「肝」的問題，可能是近日常常熬夜導致肝臟的負擔增加。可試著放鬆心情，多吃可以退肝火的食物，如綠豆湯、冬瓜、小黃瓜。儘可能在晚上十一點以前入睡，因為晚間十一點至凌晨一點，經絡系統正好在肝經部位，此時上床睡覺，絕對有助於肝臟的保養和修護。

右臉頰可能是「肺」的問題，也有可能是過敏體質或呼吸道的問題。可以多運動以改善肺功能，要避免吃容易過敏的食物。

鼻子

這個部位是「脾」，象徵「腸胃系統」。一旦腸胃負荷過重，很容易在鼻子周圍冒出痘痘。如果是長在鼻頭，就要注意飲食習慣，解決方法就是改善飲食習慣，少吃辛辣油膩類食物，多喝水、多吃水果和綠色蔬菜。

嘴巴

表示消化系統出現問題，例如：消化系統功能不佳、暴飲暴食、偏食、缺乏維生素等等。建議可以多吃胡蘿蔔、菠菜、金針菇等食物，幫助腸胃蠕動。

不同顏色的痘痘處理方法也不同

不同顏色的痘痘各有不同的形成原因，治療的方法也大不相同。不妨拿出鏡子來看看，你的痘痘屬於哪一種類型？

紅色痘痘

燥熱型。因為發炎而導致血管擴張，此類型的痘痘，擠或不擠皆可。

改善方法：可多飲用苦茶或西瓜汁，將其自體內排出。

綠色痘痘

因發炎導致色素沉澱，或者瘀血所引起的色素沉澱。

改善方法：可以用茶葉水洗臉。建議多吃黃蓮，若怕黃蓮的苦味，可以加蜂蜜一起食用。

白色痘痘

這是氣虛的象徵。因為毛孔堵塞，皮脂堆積成白白的狀態，可能是生活習慣造成寒冷體質，或是偏愛食用冰涼食物造成的。此類型的痘痘形成很快，發作出來會有傷口。

改善方法：建議多吃苦瓜、絲瓜、黃瓜，將其自然排出。記住，千萬不要去擠它喔。

黃色痘痘

這是消化機能代謝較差的象徵，脾胃功能較弱所導致。

改善方法：可以飲用綠豆薏仁湯。黃色已經是膿皰，可以用牙刷尾部，輕輕推出，此類型的痘痘已過熟，輕輕一擠即可清理。

黑色痘痘

發黑是由於血熱還瘀塞在內的原因。

改善方法：已包覆於皮膚內，擠不出來的話可以自製天然磨砂膏（將杏仁粉和綠豆粉以一比一的份量，加水攪拌使其成為膏狀），洗完臉之後塗抹在痘痘上，一天一次，將其輕推磨出。平日可以經常飲用綠豆、甘草水做好體內排毒。另外也適合飲用丹參桃仁煮水。

便祕是健康大警訊

不要讓便便積存在身體裡超過一天

便祕是許多美眉難以啟齒的祕密，在我的門診案例裡佔的患者比例不少，顯然有相當多的美眉都為了這個問題，感到相當苦惱。一般來說，一天能有一到兩次的排便是最舒服的，如果連續三天都沒有排便，身體就會不舒服，皮膚也開始出狀況了。

我的病人中，最誇張的一位是個模特兒，她竟然有一個月的時間都沒有排便，拖到最後，逼不得已時才來向我求救！我先開了一帖決明子加上杏仁，再加一點可可亞的緊急帖給她，並且建議她可以用薰衣草精油，按摩一下肚子。

別以為便祕是小事情，最好每天都要排便兩次，不要讓體內積存太多毒素，在你的身體裡到處亂竄。如果發覺自己一整天都沒有排便，這時最快的急救方法，當然是多喝水，搭配一點簡單的伸展運動，讓肌肉放鬆。便祕要及時處理，否則大便積存在大腸裡，水分一直被吸乾，便祕情況會越來越嚴重。

便祕是身體發出的一種警訊，提醒著我們要開始正視問題，調整生活習慣了。如果想要長期改善便祕問題，就一定要找出便祕的原因，徹底解決它。

便祕的成因相當多，常見的有：

一、水太少。

二、油脂太少。

三、減肥方式錯誤，或過度減肥。

四、生活作息不正常，常熬夜，導致虛火上升。

改善便祕，皮膚變好

便祕不但同時影響一個人的胖瘦，也影響到一個人的膚質狀況。便祕讓皮膚變得粗糙，頭髮也變得乾澀，甚至手腳都會水腫，這是因為排毒不完全的緣故。人體要排除體內毒素有三個管道：排便、排尿、排汗。所以，如果能處理好便祕的問題，幾乎原本的膚質問題、肥胖問題，大部分都能獲得改善。

多吃纖維食物，油脂不可少

便祕的問題，絕對不能掉以輕心，因為便祕很容易演變到痔瘡，最後要開刀，甚至引發大腸癌，那麻煩可就大了。

便祕的原因有時候很複雜，很多人都搞不清楚，以為自己只是缺乏水分，就拚命喝水，但是結果仍然沒有改善。還有一個患者和我說：「醫生，你不要再叫我多吃蔬菜水果了，我每天都吃掉一斤地瓜葉，還是會便祕。」結果她去做身體檢查才發現其實是子宮肌瘤壓迫到直腸，所以每到經期之前，她就會便祕。

有時候便祕不一定是缺乏水分，也可能是缺乏油脂。因為腸胃若不夠滑潤，就無法把糞便推動出去。有很多女孩子為了減肥，避免吃肉、吃油，這樣一來就會導致體內油脂過少，也會產生便祕問題。那些想以吃燙青菜來減肥的女生吃東西時連一滴油都不肯沾，水又喝得不夠，結果導致腸內的纖維過多，絞住糞便，更難以排便。

增加腸胃蠕動是基本原則

想要改善便祕問題，建議大家可以多吃一些幫助腸胃蠕動的酵素食物，酵素是一種代謝性的蛋白質，像是水果中的木瓜就含有豐富的酵素。

平時多做腹部運動，例如：仰臥起坐，也可以幫助腸胃蠕動，增加排便順暢。

還有，吃飯的時候可以先吃一點蔬菜水果再吃肉，讓纖維刺激腸胃蠕動，排便也會更順暢。

心情放輕鬆

現代人很多便祕的困擾，都是來自工作壓力過大，以及沒有養成固定排便的習慣。

可能你也有類似的經驗，上班時忙著開會、忙著加班，為了把握時間，想著等一下再去上廁所，結果這一忍，排便的感覺就沒有了，不知不覺造成了便祕。

所以，放鬆心情很重要，許多身體上小小的疑難雜症，都可以透過放鬆身心來解決。

腸胃不好是美麗的一大障礙

工作壓力大，工時過長等問題，很容易就會有暴飲暴食的情形，增加腸胃的負擔。

男性由於多有抽菸喝酒以及暴飲暴食的習慣，比較容易罹患胃潰瘍、十二指腸潰瘍，甚至胃癌、食道癌等疾病；而女性則因為情緒容易緊張，對壓力也比較敏感，容易患有大腸激躁症、胃炎、便祕等症狀。

想要減少腸胃不適，就要避免攝取以下食物：

胃脹氣——避免馬鈴薯、韭菜、青花菜、洋蔥。

急性胃炎——避免香菸、酒、茶、咖啡。

胃酸過多——避免甜的麵包、甜的果汁。

胃下垂——避免過多湯水類。

腸道好，身體年輕

飯後一杯咖啡，腸道老得快

咖啡已成為現代人的「民生必需品」，有很多人早上一定要先來一杯咖啡，才能展開一整天的工作，下午也要來杯咖啡搭配甜點，給自己滿滿的幸福感。咖啡中的咖啡因會刺激胃酸分泌，如果是已經有潰瘍的人，常喝咖啡可能會導致胃潰瘍惡化。咖啡中的單寧酸會刺激胃酸的分泌，而胃酸是幫助我們消化食物的重要酵素，因此，要避免飯後喝咖啡影響到消化，等飯後一個小時再喝。此外，也不要空腹喝。

人未老腸道先老

腸道老化是近代醫學的研究名詞，主要是依據腸道內各種菌種有沒有達到一

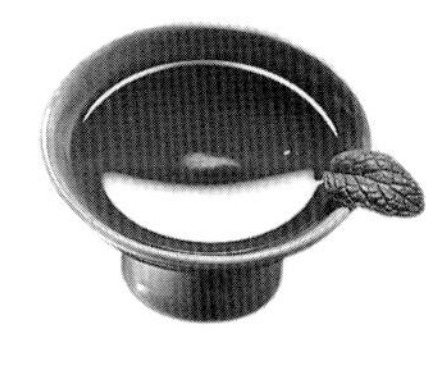

個平衡的程度，來判斷我們的腸道是不是老化了？如果腸內益菌減少、壞菌增加，就是一個腸道老化的現象。

不要小看我們的腸子，它其實呈現了一個人的健康狀態，包括生病的機率，還有皮膚的問題。有研究指出，很多現代人因為飲食習慣的不當，造成了腸道內益菌大量減少，頓時老化了二十歲。

如果腸內環境惡化，很容易消化不良、便祕，而囤積在身體裡的糞便就會不斷地發酵，產生毒素，反應在皮膚的狀況上，例如：長痘痘、粗糙、暗沉；日積月累之後，也可能造成結腸炎，增加罹患直腸癌的風險。

常見的腸胃疾病

一般人常見的腸胃疾病，通常分成幾種類型：

一、肝胃氣滯型：

個性容易緊張，情緒波動較大的人，常有胃痛、便祕的問題。這類型病人飯後容易感覺胃悶，而胃痛時會脹痛到腋下。

針對這一類型的腸胃疾病，中醫目標為疏肝理氣，最簡單的方式是煎煮佛手茶來喝，使用十公克佛手茶對上1,000c.c.水煮成茶飲，能夠疏肝理氣，化痰寬胸，更能紓緩胃痛。這種佛手茶對於緩解老人家的氣管炎，也很有效。

除此之外，陳皮粥也是很好的食療，將陳皮與白米以一比五的份量煮成粥，可做為每日一餐食用，便可改善此類型腸胃疾病。

二、胃熱熾盛型（含濕熱中阻、肝胃鬱熱）：

喜歡吃辣的人，或者是常抽菸喝酒的人，常會有胃灼熱的感覺。這一類型的人常常吃得多又容易飢餓，體型顯得消瘦。改善的方法可以吃豆腐，豆腐不但可以加速酒精在身體裡的代謝，還能寬腸下氣、清熱解毒、益胃止津。葛根煮粥。葛根具有纖維質，能夠生津止瀉，且能夠發散表邪、退熱。

三、瘀阻胃絡型：

有些人胃痛很嚴重，這種痛是有點刺痛感，飯後尤其疼痛，嚴重時還會便血，主要是因為氣太虛，或疾病纏身所致，可以吃川七、丹蔘改善。除此之外，飲食習慣也需要改變，細嚼慢嚥以及少量多餐，才能夠治好此型胃病。

四、腎陰虧虛型：

這一類型的人通常食量會突然減少，而且口乾舌燥，大便太乾。通常糖尿病的人會有這種情形，應該要養氣補腎。平日可以枸杞泡茶飲用，補氣。

五、脾胃虛寒型：

喜歡吃生冷食物的人，很容易影響到腸胃的消化吸收功能，有時候過度操勞也會發生。這類型的人看起來體型消瘦，但有浮腫現象。解決病症的首要之途就是減少吃生冷食物，重陰陽調理，滋陰補陽。山藥是此類型病患很好的食療。

多吃好菌腸道年輕，身體也年輕

多吃一點蔬菜水果，增加腸道內的好菌，少熬夜、少吃外食，減少腸道裡的壞菌，才能常保腸道健康。

放鬆心情很重要，壓力會讓腸道運作障礙，無法順利消化吸收食物。保持生活規律，這樣身體裡的器官也會運作正常。

吃飯時要細嚼慢嚥，讓腸胃有充分的時間消化吸收，三餐定時定量。太冷或太熱的食物都會刺激腸道，要盡量少吃。吃完飯之後最好可以散步二十分鐘，幫助消化。

睡出健健美

失眠不是病，失眠起來真要命

在台灣，平均每三個人裡就有一個人有失眠問題，甚至很多醫生也有失眠的困擾，在吃安眠藥。

失眠已是一種文明病，有些上班族會開玩笑地說：「又是一個睡不著的夜，醒不來的早晨。」他們因為睡眠障礙、睡眠不足的問題，隔天上班的時候精神不佳，還要應付許多工作上的難題，真的很辛苦。曾經有一位上班族男性患者和我說，他深受失眠的困擾，造成白天精神不濟，甚至上班時還偷偷跑到廁所裡去補眠。

睡眠狀態可以分成兩種，一種是「非快速動眼睡眠」（non-REM sleep），也就是深層睡眠。另一種是「快速動眼睡眠」（REM sleep），處在這一層的話，等於沒有睡著，睡眠的品質很不好，因為一直在作夢。這種人的氣比較虛，心臟容易沒力，白天容易頭暈。

如果長期有失眠問題，或者睡眠品質不佳的人，總是覺得睡不好，注意力無法集中，甚至出現頭痛、暈眩、記憶力減退等症狀，已經嚴重到影響白天的正常生活作息，建議還是盡快尋求醫生的專業協助。

睡前吃得飽，老得快

無論你有沒有減肥的打算，最好戒除掉睡前宵夜。食物吃下肚之後，在胃裡面大約要經過三到六個小時才會變成半流質的狀態，並且需要八到十二個小時，身體才能吸收。而這段期間，腸胃正在進行消化工作，如果睡前吃得太飽，腸胃無法獲得休息，睡眠品質自然也不會好。

晚餐早一點吃是最好的，能給消化系統多點時間運作，此外，睡前也不要喝太多水，以免半夜需要起床跑廁所，無法一覺安睡到天明。

睡前別吃太刺激性的食物

有些人過了中午之後就不喝茶，因為他們很清楚這樣夜晚會難以入眠。

睡前如果吃了刺激性的食物，神經就會太興奮，而無法安然入眠，所以像是咖啡、茶、酒類、可樂、巧克力等食物，盡量少吃。咖啡、茶除了提神還有利尿作用，讓人半夜起來上廁所，影響到睡眠品質。如果一定要喝茶，可以選擇不含咖啡因的茶飲，如麥茶、甘菊、鼠尾草茶等。

另外，調整心情也是很重要的。舉例來說，如果希望十二點之前能就寢，那麼大約十點之後就不要再接聽電話、看電視，聽聽優雅的古典樂，或做一些伸展操，幫助自己在十二點前入眠。

睡眠定時不「賴床」

許多人把睡眠障礙歸咎於壓力過大，其實習慣才是關鍵。壓力每個人都有，只是處理的方式不同，有些人就算白天壓力很大，到了夜晚還是可以一躺下就睡著，因為他知道再繼續想下去也徒勞無功，不如睡飽之後再說。

想要解除睡眠障礙，就要尊重睡眠時間，定時睡覺，也要定點睡覺。如果每天都固定在同一個時間上床睡覺，那麼只要到了那個時間，就會有睡意，這時要儘可能地排除萬難去睡覺，不要硬撐著不睡。除此之外，也不要「賴床」，賴在床上看書、聽音樂、聊電話卻不睡覺，這樣也很容易讓你毫無睡意。

血糖升高能幫助睡眠

如果躺在床上，一直都睡不著，不如起來動一動，分散大腦的注意力。睡前需要吃點東西才能睡得著的人，可以選擇吃一些甜點、喝熱牛奶來幫助睡眠，讓血糖稍微升高一點，就會比較想睡。

牛奶中的鈣質能夠抑制神經興奮、穩定精神，而其中的鐵、銅元素則是造血必要的礦物質，它能夠安定神經、鎮定精神。晚餐的時間吃一些肝臟、瘦肉、魚、蔬菜等食物，也有助於睡眠。

有些人認為喝酒有助睡眠，有些人認為喝酒妨礙睡眠，其中的差異就在於量的多寡。如果睡前適量地喝一點酒，有助於放鬆心情、還能讓身體變暖，幫助睡意的產生。但是如果喝酒過量，反而會使得精神過於亢奮，無法入眠。此外，酒的種類也有差別，例如：白蘭地或紅酒，對於睡眠比較有幫助。

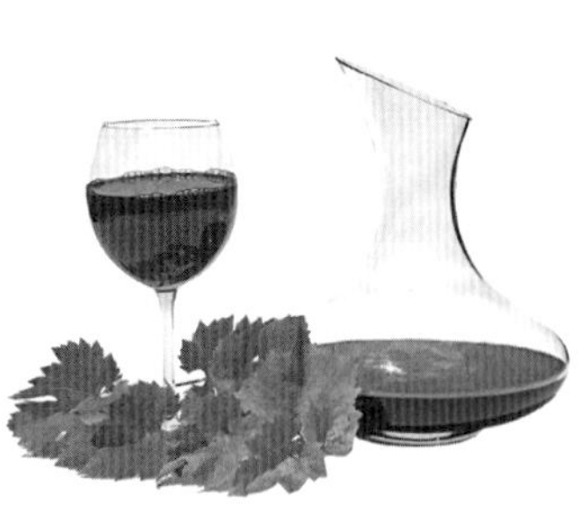

中醫治療失眠的方法

失眠的患者，如果想要從中醫來著手，我都會先諮詢患者過去的診治紀錄。一般來說，我會希望患者是沒有服用過西藥，或者是吃西藥已經沒有效果、決定放棄西藥途徑。

中醫講究調養，有些中藥確實有安定神經、放鬆心情、調養情緒不寧的功效。如果只是輕微的失眠症狀，像是白天過於焦慮，導致夜晚難以入眠，建議可以多喝些比較溫和的花草茶，例如：甘菊、鼠尾草茶。

除了用飲食幫助睡眠之外，在睡前做一些簡單的伸展運動，能夠幫助肌肉放鬆，促進更快進入睡眠狀態。

睡覺的時候以大字形的方式，能使僵硬的肌肉得到舒展，達到放鬆效果。睡覺時最好將房間裡的燈光都關掉，將噪音排除，冷氣也不要開得過冷，讓身體處在一個很放鬆的狀態，就能夠幫助睡眠。

另外，讓自己的手腳變暖和，可以試試改穿絲質睡衣，因為絲含有蛋白質的成分，對於入眠也有幫助。

睡著也能變美麗？睡眠養身法！

睡眠佔據我們每天三分之一的時間，如果能注重睡眠姿勢，讓我們睡著的時候也能養身美容，豈不是一舉兩得！

趴睡：有心臟安定，頸部放鬆的效果。

右腳弓起：女生如果採用這種睡姿，對婦科有幫助。

仰睡：脊椎和胸腔完全打開，所以對脊椎和胸腔是比較好的。

右側睡：對於胃部十二指腸有幫助。

左側睡：有助於通便。

隔天有重要的約會，想要美美地出席，就要讓臉部肌膚得到充分的休息，獲得良好的血液循環，採取仰睡的睡姿是很有幫助的，因此，許多人推薦仰睡是最能保持青春不老的睡姿。

各種睡姿都有幫助人體各個器官健康的效果，最重要的還是充足的睡眠以及良好的睡眠品質。

女性調養體質三大黃金期

大家都知道，女人的美麗是「睡」出來的，如果能讓身體充分地休息，就能得到最佳調養，然而，要擁有良好睡眠品質，重點還是要調養出健康的身體，因此調養出女人健康身體的三大黃金期，就要好好掌握住，在這一次一次生理自然轉變當中，去除不利於健康的因子，調養出神清氣爽、氣血紅潤的外在。

許多女性會為了自己的身體狀況不甚理想而煩惱，事實上，女性有三個階段可以重新調養身體：青春期、生產期、更年期。

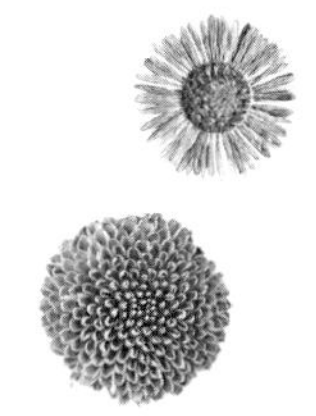

青春期：均衡營養，儲存一輩子的健康資本

女性面臨的人生第一健康關卡就是青春期，這個階段除了身體各部位器官成長發育快速之外，第二性徵也會出現，如果身體照顧得好，將來懷孕生子更容易輕鬆過關。

此時，為了應付成長以及平時活動力所需要的熱量，每天應該補足約兩千六百卡熱量。蛋白質的攝取尤其重要，因為它是身體肌肉、血液、骨髓及身體各部分組織的基本物質。

鈣質也是這段期間不可或缺的營養素，因此多喝牛奶、多吃豆腐、海鮮類食物，有助於骨骼成長發育，留住骨本。總之，此時期什麼營養都要攝取，才能累積健康資本。另外，一輩子經期順不順，就看這個時期有沒有吃對食物。為了應付每個月月經所造成的血液流失，鐵質的補充也是重點之一，像是葡萄乾、菠菜以及各種深綠色蔬菜，雞蛋、肝臟類食物、肉類，能幫助女生免於貧血之苦。

在飲食上特別需要避開生冷類的食物，特別是經期期間，像是香蕉、梨子等食物，都可能造成經痛，應該避免。除此之外，也不要吃辛辣類食物，否則容易造成經血過多的症狀。由於女性這段期間是性功能發育的黃金期，因此一些影響性功能的食物也要盡量避免，例如：黑木耳、筊白筍、菱角等食物。

生產期：充分地休養生息是留住健康的關鍵

我時常聽到一些年輕的媽媽們說，自己產後的體力大不如前，連智力都跟著退化，其實這些都是錯誤的觀念。女性的體質在產後確實會發生變化，但並不是無法改善。相反地，女性更應該趁著這個階段做調養。

古代人們看待女性生產期有「彌月為期」、「百日為度」之說，意思是說，女性生產完之後，坐月子的時間最少滿月，最多要做到百日，可見得女性生產期間在生理上所產生的大變化，是需要好好調理才能恢復元氣的。

當女性懷孕時，全身的氣血都在養胎，生產時又經歷大量的出血，會造成全身的氣血不足。而在生產時，產婦因為骨盆腔施力、全身毛細孔張開，將胎兒推出去，之後子宮突然空虛，瘀血留在子宮當中，因此中醫認為，產婦處於一種氣血虛又瘀血的狀態，一定要好好地調養身體。

針對產後三週的不同調養

產後第一週：主要調養目標是增強子宮平滑肌收縮，去除瘀血，增進新血的生成。因此在生產結束之後第二天，可以開始服用生化湯。這種生化湯的主要成分有當歸、川芎、炮薑、桃仁、炙甘草。

生化湯只需要服用五至七帖就足夠，如果長期服用，可能會造成大量出血。

除了生化湯之外，產婦在這段期間飲食應以清淡為主，減輕身體的負擔，因此像是麻油或酒類燉補的食物都要避免，可多吃蛋白質高的食物，促進新細胞生成，例如：雞湯、豬肝湯、鮮魚湯等。

產後第二週：主要的調理目標是修復子宮內膜、促進身體新陳代謝的機能，這段期間就可以開始服用養血補血補氣的中藥，例如：當歸、川芎、黃耆、黨參、山藥、茯苓等。

在飲食方面，也可以開始吃麻油料理，例如：麻油雞、麻油腰子……等。

產後第三週：保養目標是恢復卵巢功能、復原骨盆腔以及全身臟器的正常運作，可以中藥八珍養氣補血滋陰，例如：杜仲、首烏、黃精、巴戟天等。飲食要能正常，如果出現便祕、燥熱、多汗等症狀，則可以暫停進補。

傳統習俗對於產婦身體的保養有許多禁忌，例如：不洗澡不洗頭，其實主要是因為產婦生產完之後，全身毛細孔大開，如果此時不小心被風寒侵入，就可能造成下半輩子腰痠背痛、身體虛弱的結果。因此，洗完頭後立刻用吹風機將頭髮吹乾，隨時確保身體的保暖。

古代產婦在坐月子期間不能洗頭、洗澡，是因為以前沒有很好的保暖防寒設備，但是產婦在產後身體會排汗、排惡露、分泌乳汁，也需要哺乳嬰兒，如果沒有保持身體潔淨，對於母體可能會造成感染、發炎，嬰兒的哺乳安全也受到威脅。而現代已經有非常多的科技產品，例如：空調，能夠維持室內溫度，所以把握保暖原則，產後第二天就可以淋浴，第七天開始也可以洗頭，輕鬆愉快地坐完月子。

更年期：從心所欲，由內而外散發美麗

所謂的更年期，指的是女性的卵巢開始減少荷爾蒙分泌，功能逐漸衰退的過程，發生的年齡因人而異，有些女性從四十歲就開始進入更年期，有些女性則會在五十歲至六十歲時才發生。更年期是女性必經的一個過程，只要保持心情愉快，好好調理身體，便能降低對生活的負面影響。

一般更年期的障礙包括月經逐漸減少、最後停經，出現憂鬱、焦躁、心悸、盜汗等現象，而表現於外最明顯的變化，就是皮膚逐漸失去光澤，缺少水分。

更年期障礙並不是疾病，不一定需要特別就醫，可以試著與它們和平共處，度過這段身體容易感覺不適的時期。

平日多注意飲食內容，也可以幫助改善身體的不適。吃對了，更年期也影響

不了你。

第一、選擇一些含有「植物性雌激素」的食品，例如黃豆類製品、山藥、燕麥、糙米等，這些食物有助於舒緩更年期的症狀。

第二、攝取一些具有優質鈣質的食物，例如小魚乾、牛奶、深綠色蔬菜、海帶等，能減少更年期來臨時，鈣質流失所造成的骨質疏鬆。多曬太陽也能促進鈣質吸收。

第三、女性在更年期時，女性荷爾蒙逐漸減少，罹患心血管疾病的機率也會增加。在飲食方面，可以糙米、五穀米等全穀類食物取代白米，少吃高油脂食物，多吃蔬菜水果促進腸胃蠕動，減少調味料使用，飲食盡量以清淡為原則。

第四、由於荷爾蒙分泌減少，皮膚也會變得乾燥、粗糙，因此可多吃一些有助於皮膚保濕的食物，例如杏仁、銀耳、山藥、百合、梨子。除此之外，具有抗氧化作用的胡蘿蔔素也可幫助抗老。

一輩子的問題

女性的身體問題不外乎四大項：經、帶、產、下。「經」指的是每個月的經期，「帶」指的是白帶分泌，「產」指的是懷孕及生產，「下」指的是子宮下垂。先就經、帶、下這三項來給大家一些解決方式的建議。

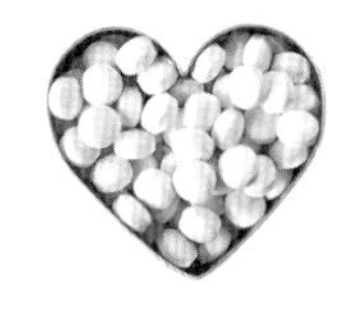

不要輕忽經痛

許多女性都會有經痛的困擾，特別常出現在經期前一兩天，嚴重的時候幾乎無法從事一般正常的社交生活。事實上，經痛問題不只是經期造成的小毛病而已，它還有可能是子宮內膜異位、子宮腺肌症、子宮肌瘤等疾病的前兆，所以不能輕忽。

單純的經前症候群，如果經痛只有一天，可以用食療法解決。如果是一天至兩天內好，可用食療法再加上熱敷和按摩，來減緩不適感。如果連續經痛達三天以上，請不要猶豫，立刻去求診，也有可能是你的子宮或卵巢出現病變！

中醫將經痛分為四種類型，每一種類型都有不同的食療幫助舒緩經痛。

（一）氣滯血瘀：

這種類型的經痛，是小腹脹痛，而且胸部也會隱隱作痛，發生的原因主要就是行經血不順暢所造成的，所以經血當中會出現凝結血塊。經期時可以喝紅糖煮水，能夠補中益氣，促進血液循環流暢，也就不會有經痛問題了。而山楂可以活血化瘀，經期中以山楂果做為零食，也可以舒緩經痛。

（二）寒凝胞宮：

有些經痛只要熱敷就可以舒緩，是因為子宮寒冷，血液難以循環。這類型的經痛會伴隨腰痠背痛，而且經血也較少。

這一類型經痛的朋友，可以艾葉煮粥。艾葉就是俗稱的艾草，能夠溫經止血、散寒止痛、理氣血，逐寒濕。

（三）濕熱下注：

經血呈現暗紅色，是這一類型經痛的特色，這種經痛在經期前便開始，帶有一點灼熱感，直到經期來時更加劇痛。

要治療這一類型經痛可以喝薏仁湯，因為薏仁可以健脾去濕、清熱排膿。

（四）氣血虛弱：

氣血虛弱的人，經痛比較不那麼劇烈，只有隱隱作痛的感覺，而且經血顏色淡，表示造血元素不足，有貧血之虞。

要改善這一類型的經痛，就要補氣血，而羊肉是很好的溫補食材，多吃羊肉料理有助於減緩經痛。除此之外，養生補氣的當歸也是很適合的藥材。

確保好朋友乖乖來

許多女生來看中醫都是為了「調經」。常見的月經問題有經期不穩：經常提早或延後。經痛：經痛常伴隨噁心嘔吐、情緒不穩定、胸脹、暴躁、失眠、憤怒等症狀。另外就是很典型的婦女疾病，例如子宮內膜異位、子宮經血逆流、巧克力囊腫、多囊性卵巢等疾病。

一般女生正常的月經量，應該是經血充沛，一到三天內，要用到四十三點五公分的夜用加長型衛生棉。三天之後，經血量開始減少，大概維持五天，不一定到七天。再有兩天量多一點，然後慢慢量少，這是比較正常的情況。

老一輩的人都說，月經來的時候不要洗頭，這是真的，洗頭會造成經血量變少。無論你是站著彎腰洗頭，或者是去美容院躺著讓別人洗頭，都會直接影響到經絡，有的人是經血變少，有的人甚至洗頭那一天的月經就停了，隔天才來。

在經期內不宜吃冰冷的食物。身體比較好的人可能沒有感覺，但身體不好、體力比較虛弱的人，就會有很明顯的差別。例如有些女生在經期的時間總是會腰痠背痛，這是因為子宮膨脹的關係。

女性隨著年紀增長，每個月的經期出現的症狀會不一樣，這是正常的現象，因為我們的身體機能經常都在變化，但是如果有不正常的經痛或經血狀況，一定要找醫師診治，才能確保健康。

對於女生們來說，每個月都會報到一次的好朋友，會帶來許多大大小小讓人頭痛的症狀，例如惱人的經痛，或是情緒變得不太穩定，臉上忽然冒出來的青春痘……所以如果你將一個月中的這七天調養好，二十三天都舒服！經期間的保養很重要，不妨從最簡單的一些細節做起。

經期的黃金調養期

經期第一天：經血的量比較少，可以多吃黑糖、巧克力、熱湯類食物，在料理中加上生薑也是很好的方法，但特別注意，忌用老薑。避免酒精、麻油、中藥食品。

經期第二天：經血的量變得比較多，可以繼續喝熱湯，但是要少吃肉類。儘量吃得清淡一點，以避免經血過於黏稠而出現血塊。

避免久站，以免拉扯到子宮。避免洗頭，淋浴時可以熱水沖洗腰部，減少痠痛感。

經期第三天：經血的量減少，此時可以多喝醋。醋類本身有很強的行氣效果，促進經血量豐富。

經期第四天：經血的量開始減少，讓經血顏色鮮紅，避免黑濁，建議可以每天蹲站十五下，或者多爬樓梯，讓子宮收縮，把殘餘的經血排出。

經期第五天：進入經期尾聲，想讓經期收得乾淨漂亮，可以多吃麻油豬肝，薑母鴨、四物等等。

經期之後一定要吃四物湯嗎？

傳統台灣女性常將四物湯當成是「萬靈丹」，認為經期過後一定要吃四物湯，才能保障婦科健康，其實不然，並不是所有體質都適合吃四物湯或麻油雞。

有時候冬天手腳容易冰冷，或者是貧血，那麼經期之後吃四物湯可能會有所改善，可是有些人的體質不適合，反而會喝到子宮充血或發炎，引起腸胃不適。建議可以尋求醫師的診治，由醫師在四物湯中調配適合自己的配方，這樣才能喝得安全又健康。

應付白帶很簡單

現代女性對於私處保養也十分注意，許多女性對於白帶氣味問題覺得困擾，可以將滑石粉、薄荷、石膏調勻之後，灑在衛生褲和內褲，或是添加珍珠粉來改善。

在飲食方面，儘量避開腥臭生冷的食物，改吃溫熱類的食物，像大白菜、白蘿蔔、空心菜、西瓜、哈密瓜、蔥、薑、蒜。海鮮類食物都是屬於寒性，盡量避免。

避免子宮下垂，就要當貴婦

來找我求診的患者裡，有一個三十三歲的女老師，她在坐月子時沒做好，結果子宮下垂，引發了漏尿的併發症。

子宮下垂多半都是生產後造成的問題，想要避免這種情形，除了做月子的時候身體要補好，最重要的是避免搬重物、不要讓身體太累、不要吃冰冷的東西，盡量早睡晚起。

我好想有小寶寶

每個人的生活習慣以及身體保養的方式不同，身體的年齡也會不一樣，有些熟女們無論是內在還是外在條件都不輸給年輕女性；而有些年輕女性不知愛惜自己的身體，一天到晚都往醫院跑。大多數人以為年過四十才需要養生，其實年輕的時候就需要注意身體健康，無論你有沒有打算結婚、生小孩，都應該努力讓自己的身體保持在青春的狀態。

青春保你好孕到

無論是青春期的女性，還是更年期的女性，都想追求青春，雖然時光不會往回走，但至少可以透過調養讓它慢點離開。

我遇過很多擔憂不孕症的女性，其中有些人年近半百，而有些人才二十歲左右，當然我覺得二十歲又擔心自己不孕實在言之過早，但能提前重視身體健康則是好事一樁。

一般而言，二十五歲之前的女性受孕率最高，而超過三十五歲之後的女性受孕率則大大地降低，不過，隨著醫藥學發達，養生觀念普遍，女人留住青春的時間也延長，因此高齡受孕也是有可能發生的，畢竟年齡不只是一個數字，而是真實的生理狀態。在羅馬尼亞就有一位六十七歲的阿嬤，以人工受孕方式成功地懷了雙胞胎，隨後成功地產下其中一女嬰。

在我行醫經驗當中，深深地感受到女性的孕或不孕，並非是單一子宮問題或卵巢問題，事實上，它是關乎於女性全面性的健康問題。

一位養生有道的女性，主要就是雌性荷爾蒙分泌穩定，經期順暢，通常這樣的女性外表上看起來也特別年輕，無論是皮膚彈性、指甲和毛髮的光澤度都很好。

現在時下追求美魔女，我覺得我們該追求的，不單是經過美容以及皮膚保養妝容之後的外在成績，而是由內而外都需要追求的青春氣息，將雌性荷爾蒙這個青春泉源留住，如此一來，青春美麗以及好孕，一氣呵成。

如何遠離不孕陰影？

現代社會晚婚的現象很普遍，很多超過三十歲、四十歲才結婚的女性，結婚後立刻面臨到的問題就是傳宗接代的壓力，她們天天登門求診，希望獲得懷孕的偏方。

只要不是「不孕」，其實晚婚或高齡產子都不難解決，大部分的問題是出在「難以受孕」，經過中醫調理，成功的機率相當高。每個人的體質不一樣，所以效果因人而異。一般調養時間是三到五個月，但是也有人做到八個月，也有人做不到一個月就受孕了。

在我的門診的案例當中，不孕患者的狀況大致以下幾種情形：

一、情緒緊張易怒，焦慮。
二、經期不穩定。
三、手腳冰冷。
四、睡眠品質不佳

體內體外都防寒，留住baby的機率就提升

會常常流產的女性，可能經期太長，一般人二十八天來一次，她可能四十多天才來一次；經血也不正常，太少，或者太稀。這是因為子宮虛寒，以前的女性營養不良、健康狀況不佳，就很可能造成這種現象。

有些人則是天生體質不好，需要靠後天調養一番，才能順利懷孕生子。如果要避免子宮虛寒，就需要注意以下的事情：

一、少喝冰水。

二、少吃消炎類藥物。

三、少待在低溫環境，例如冷氣房。

四、少吃生冷的食物，例如瓜果類食物。

另一種可能會造成經常性流產的體質，剛好和子宮虛寒成極端現象，叫做氣滯血瘀，子宮長期充血、發炎，因此精子不容易著床。如果是長時間白帶很多、而且經痛好不了，就比較有可能是這種體質，不能再吃麻油雞或四物湯進補，否則反而會使子宮發炎好不了。多數台灣女性難懷孕的體質，都是這一類的。

還有一種是痰濕凝帶，也是白帶比較多，她們通常愛喝冷飲、吃生冷食物、又很少運動，導致體內荷爾蒙分泌不穩定，就難以受孕。

女性的免疫系統太強，也可能難以受孕

以前人們總將不孕的原因歸咎於女性，但其實原本懷孕就是兩個人的事情，有問題也是兩個人的，現代醫學也證實了這一點，而且，由於現代環境壓力等因素造成人體上的傷害，有很多難以好孕的原因都是傾向於男性，例如精蟲不足或是精蟲活力不夠旺盛。

但這也不是只改變精蟲問題就能懷孕，同時也需要改善女性成為更容易受孕的體質。對於女性的身體來說，精蟲入侵也算是一種「不速之客」，既然如此，女性體內的免疫系統就會警鈴大作，發動千軍萬馬去殺死這些精蟲，如果前來應戰的兵力太強，就很可能把好不容易攻進來的精蟲全部殺死，又徒勞無功。

因此，在提升精蟲活動力的同時，醫生也會開立一些「清熱解毒」的藥方給女性服用，避免女性體內的免疫系統對精蟲反應過度。

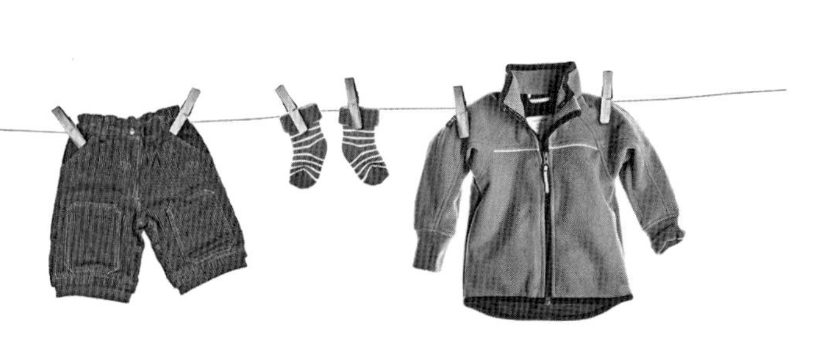

為求生子偏方卻得了癌症

患者來求診的時候，我們一定會先徵詢夫妻雙方的狀況。有的女人為了懷孕問題，把自己搞到憂鬱症，或者是打排卵針，把身體都搞壞了。

我曾經遇過一個案例，她之前為了懷孕問題，尋遍名醫，試盡了各種偏方，後來終於如願以償，懷了一男一女的龍鳳胎。在小孩四個月的時候，她竟然發現自己得了乳癌，但是她心滿意足地生下小孩，沒有怨言，讓我見證了母愛的偉大。

很多西藥的配方，難免會有副作用。所有的藥品或疾病，都會有機率和比例的問題，也許是機率很低，可能只有百分之一。但是，一百個人裡面，偏偏她就是那不幸的一個。這種事情很難說，但是一旦發生了還是讓人無法接受。

站在醫護人員的角度，如果我們能避免這些事情，讓身體在比較健康的情形下自然地受孕，不是更好？

所以不如先從食補著手，讓自己的身體從平日就做好適合的保養。

男性吃什麼增加活動力？

很多不孕症病人來看診時，最想知道的就是「吃什麼比較容易懷孕」。

確實，排除了疾病的因素之後，飲食習慣能夠進一步改變人的體質，更有利於生育。在生育飲食部分，男性主攻精蟲數量以及活動力，而女性則主攻良好的造血機能。

男性平日飲食中可以多吃一些含鋅、硒、維生素B12、維生素C的食物，這些營養分別在以下各種食物當中。

一、含鋅的食物：

含鋅類食物有助於製造精蟲數量，因為鋅是合成男性荷爾蒙的重要元素之一。

一般海鮮類食物含有較多鋅，例如蛤蠣、蚵、貝類、蝦、魚等，而屬於紅肉的牛肉與羊肉，也含有鋅這種營養素。

吃素的男性朋友則可以多吃腰果、扁豆、黑豆、菜豆、覆盆子、菠菜、蘆筍。

二、含硒的食物：

有了足夠的精蟲之後，想懷孕還得保障在精蟲前進過程中不會戰死在沙灘上，而全穀類食物以及內臟類食物，可以幫助精子排除萬難抵達女性的陰道。

三、維生素C食物：

精蟲通過女性陰道時，可能因為氧化而弱化活動力，而維生素C可以防止這種情形發生。一般蔬菜水果當中都含有很多維生素C，一定要吃。

四、維生素B12食物：

維生素B12可增加精蟲數目，像是海鮮類的鮭魚、鮪魚、鱈魚，或是內臟類的豬心、豬肝、豬腰子等都含有很好的維生素B12。

五、增進性慾的食物：

韭菜與蝦都是助性的食物。

六、治療睪丸炎、前列腺炎的食物：

絲瓜和綠豆湯。

七、治療精液不液化症：

蜂蜜和桑葚。

女性吃什麼能好孕到？

女性平日可以多吃一些對造血功能有助益的營養素，亦即含葉酸、鐵質、維生素Ｂ６、Ｂ12等食物：

一、含葉酸的食物：

例如豬肝、堅果、蚵、蘆筍、豆類、菠菜。

二、含鐵質的食物：

例如葡萄、肝臟類食物、小魚乾、黃豆、海菜、海藻、芝麻。

三、含維生素Ｂ６的食物：

例如雞肉、燕麥、核桃、豆腐、糙米。

四、含維生素Ｂ12的食物：

例如牛肝和豬肝、豬心、豬腰子，以及牡蠣、鰻魚、鮭魚、鮪魚。

五、含豆異黃酮類的食品：

這一類食物有助於穩定女性荷爾蒙，所以像是豆腐、豆漿、蓮子這一類的食物可以多吃。

男女寶寶的機率大小，爸媽吃酸吃鹼很重要

生男生女，攸關人體的體溫和酸鹼質，所以準爸媽的飲食和體質是影響很大的。

決定受精卵成為男寶寶的，帶有Y染色體的精子，活動力比較弱，如果媽媽體內酸性太強，它就很難勝出，因此想要生個男寶寶，爸爸可以多吃肉類食物，造成酸性體質，而媽媽可以多吃蔬菜類食物，造成鹼性體質。相對的，如果想要生個女寶寶，爸爸可以多吃蔬菜類食物，媽媽多吃肉類食物，讓帶有Y染色體的精子退出。不過這也不是必然的方法，關於生兒育女還有很多具有決定性的條件，還有許多是現代醫學還沒有掌握到的。

最近常有婦產科醫生開玩笑說，以前準爸爸們在詢問小孩的性別時，如果回答「女生」的話，心理壓力就很大。現在就不一樣了，如果醫生的答案是「女

生」，很多準爸爸們反而開心得不得了。

由此可見，在現代社會中，性別問題早就不重要了，生男生女一樣好。但是，如果真的很想生一個男寶寶或女娃娃的話，還是男生的精子比較具有決定性。所以建議大家，從男生的食補下手，比較有效。

母體環境很重要

我自己也是一位母親，非常了解每一位母親對孩子的愛，是從懷孕之前就開始的，從期待到小心呵護一個胚胎，直到孩子出生、參與他的成長過程，是一個女人最快樂也最辛苦的道路。

我相信，擁有一位身心健康的孩子，更是全天底下母親所期待的。曾經有一位患者，因為生完第一胎之後月子沒有做好，導致膀胱下垂、頻尿，來找我調養身體。調養後不久，她和我說，她因為有生男孩的壓力，準備再生第二胎。

站在醫生的立場，我希望她能等體力恢復健康再懷第二胎，可她卻執意要趁著年輕趕快生，生怕以後沒辦法生育。

其實，從現代醫學的角度看，無論是中醫還是西醫，對於生育問題都已經有一定的解決方法，且對於高齡生育問題也有很好的應對之道，所以孕或不孕，不再像以前一樣是一個無解的難題；我覺得現代女人應該追求的，是愛自己、為自己調養好一個健康的、青春的身體，活出自在快樂，這也是為將來的孩子創造一個好的母體環境，而在這樣環境中受孕、成長的孩子，各方面的先天條件也會更好。

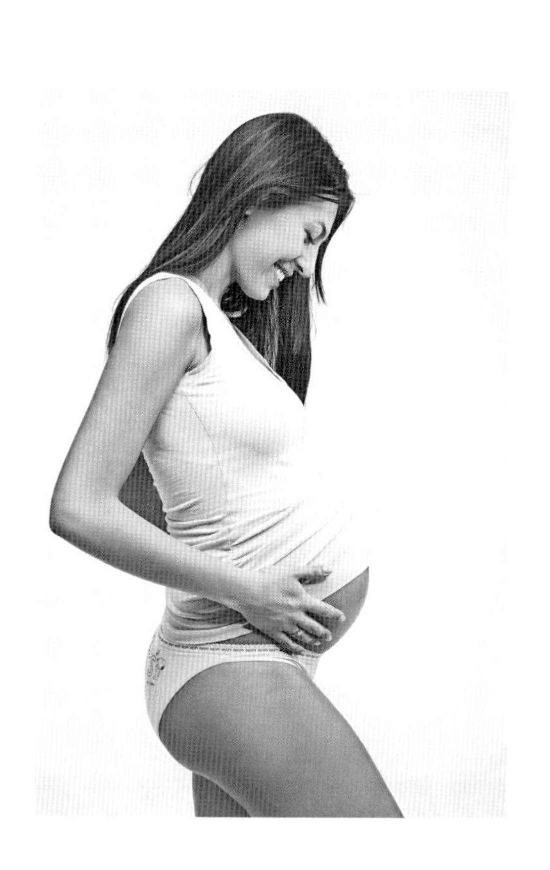

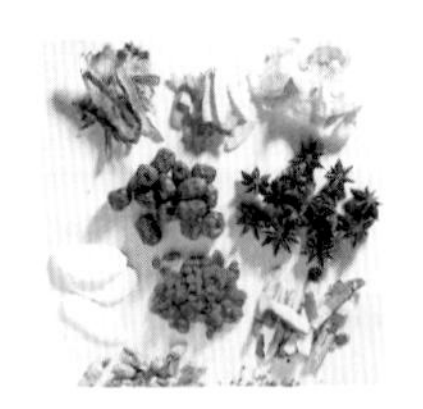

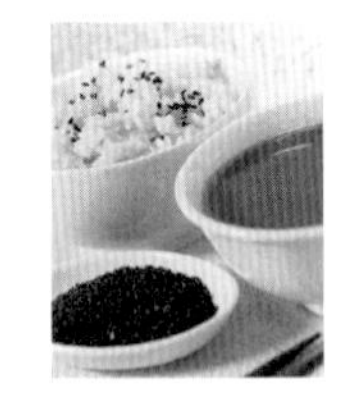

第三章
簡單食補·塑身養顏·青春助孕

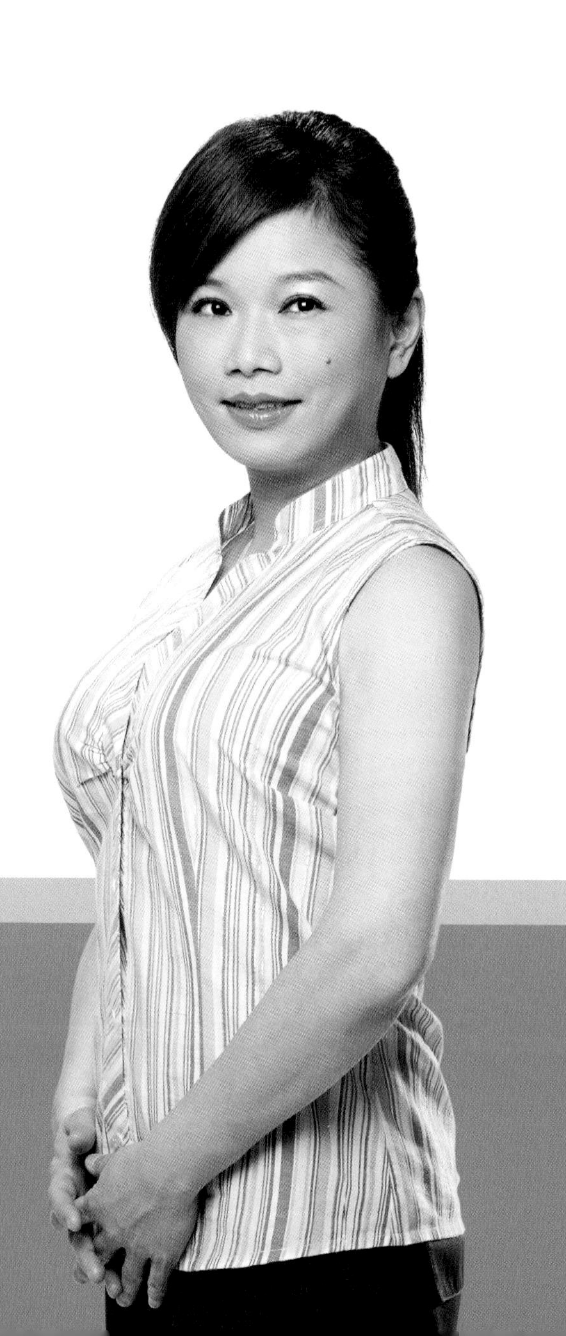

香菇燕麥雞肉粥

半日斷食法早餐

材料

1.香菇2朵
2.雞肉100公克
3.燕麥1/3杯
4.青蔥少許

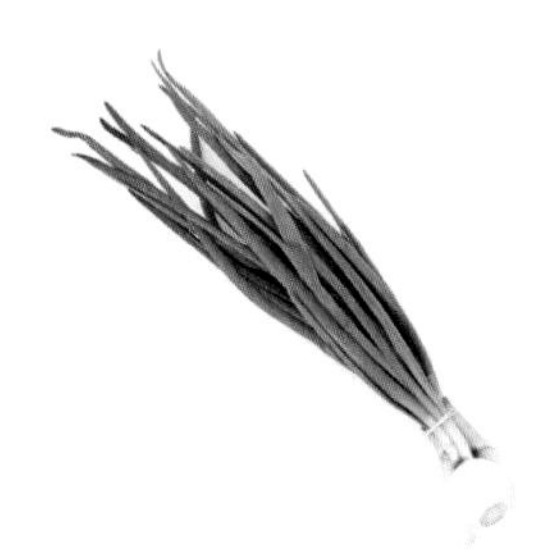

做法

1.將雞肉切絲、香菇切碎。
2.將香菇與燕麥放到鍋子裡，加入2碗水煮滾。
3.再加入雞肉絲，煮熟之後加入少許鹽與胡椒，最後放入青蔥滾10秒之後，熄火。

功效

以具有高纖維的燕麥取代白米煮粥，可以加強腸胃蠕動，而青蔥和胡椒屬辛香料食物，能促進新陳代謝。

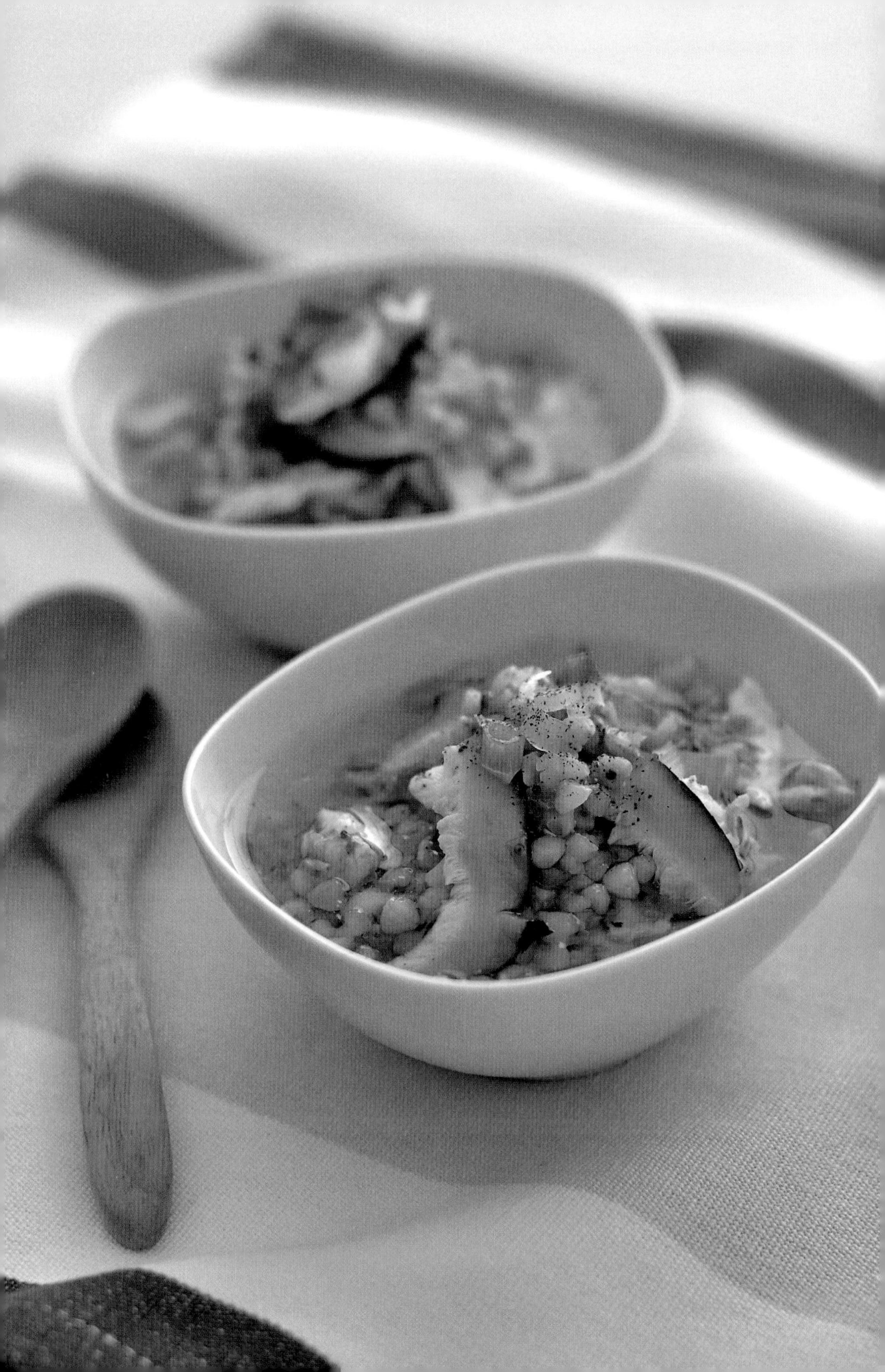

五穀牛肉飯糰

半日斷食法早餐

材料

1.五穀飯200公克
2.紅蘿蔔20公克
3.炒牛肉50公克
4.太陽蛋1顆

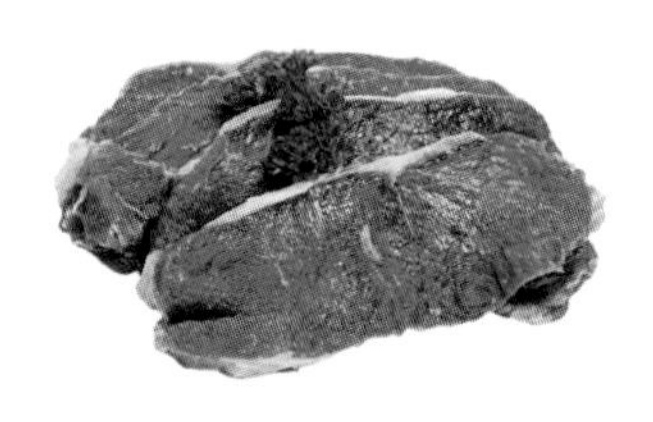

做法

1.前一天晚上先將五穀飯煮好保溫，份量以自己的食量能吃飽為主。
2.隔天早上以新鮮紅蘿蔔切小塊，與牛肉絲拌炒，再加上一顆太陽蛋，一起包入五穀飯中，就是兼具營養美味又能飽足的早餐。

功效

由於午餐原則上以無糖流質飲料充飢，飯糰可維持早上到晚餐前的熱量，尤其在經期時牛肉又可補充鐵質。

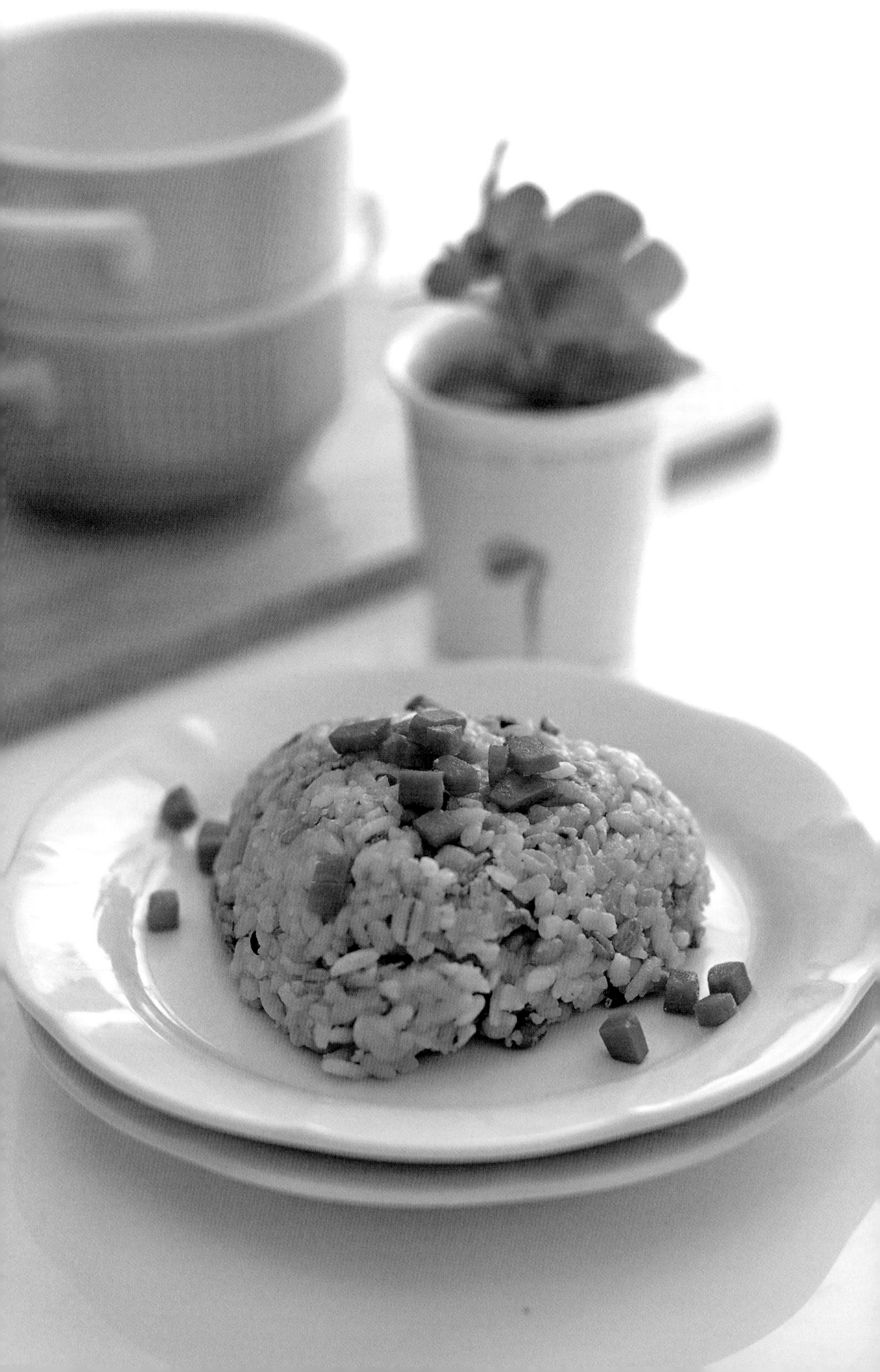

菇類蛤蠣養生鍋

半日斷食法晚餐

材料

1.蛤蠣5顆
2.香菇1朵
3.杏鮑菇1朵
4.金針菇1份
5.牛肉或羊肉片10片
6.茼蒿或小白菜1份
7.冬粉1份

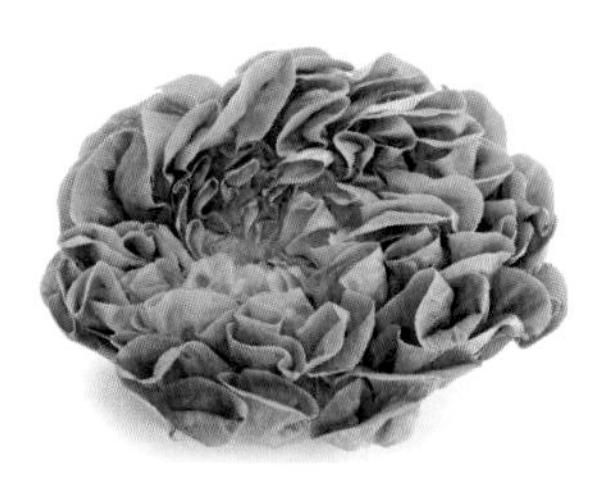

做法

1.先將蛤蠣放至清水中煮滾，接著放入切好的香菇、杏鮑菇繼續熬煮入味。
2.加入金針菇和綠色蔬菜、冬粉，煮到熟之後，放入肉片迅速燙熟，隨即熄火。

功效

茹類食物含有很多水溶性纖維，可以幫助消化。

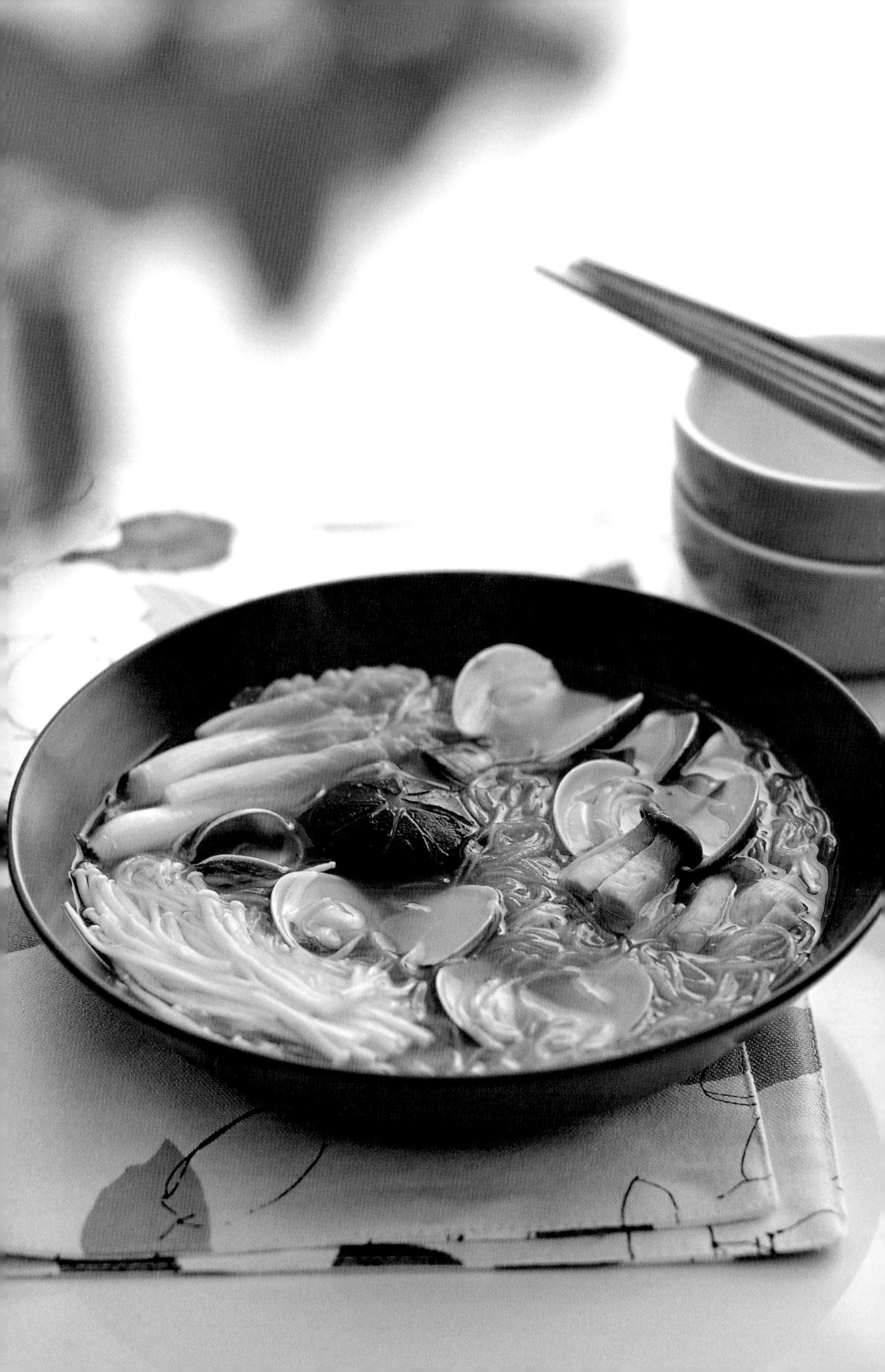

牛肉炒飯

半日斷食法晚餐

材料

1.牛肉100 公克
2.青椒1個(切小片)
3.紅蘿蔔1/3條(切小塊)
4.五穀飯1碗
5.青蔥
6.薑片

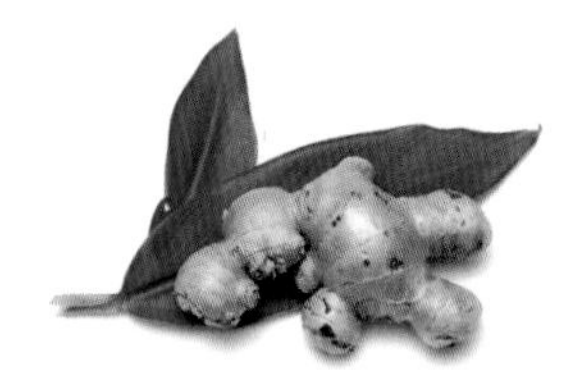

做法

1.先熱鍋將蔥、薑爆香。
2.加入青椒與紅蘿蔔繼續拌炒，再放入牛肉絲，加入五穀飯一起拌炒均勻。

功效

五穀飯是高纖食物，同樣吃一碗飯，飽足感更高，澱粉量更少。青蔥與薑片是辛香料食物，能夠促進血液循環和代謝。《本草綱目》中記載：「牛肉補氣，與黃耆同功。」多吃牛肉可以讓女生的氣色看起來更好。

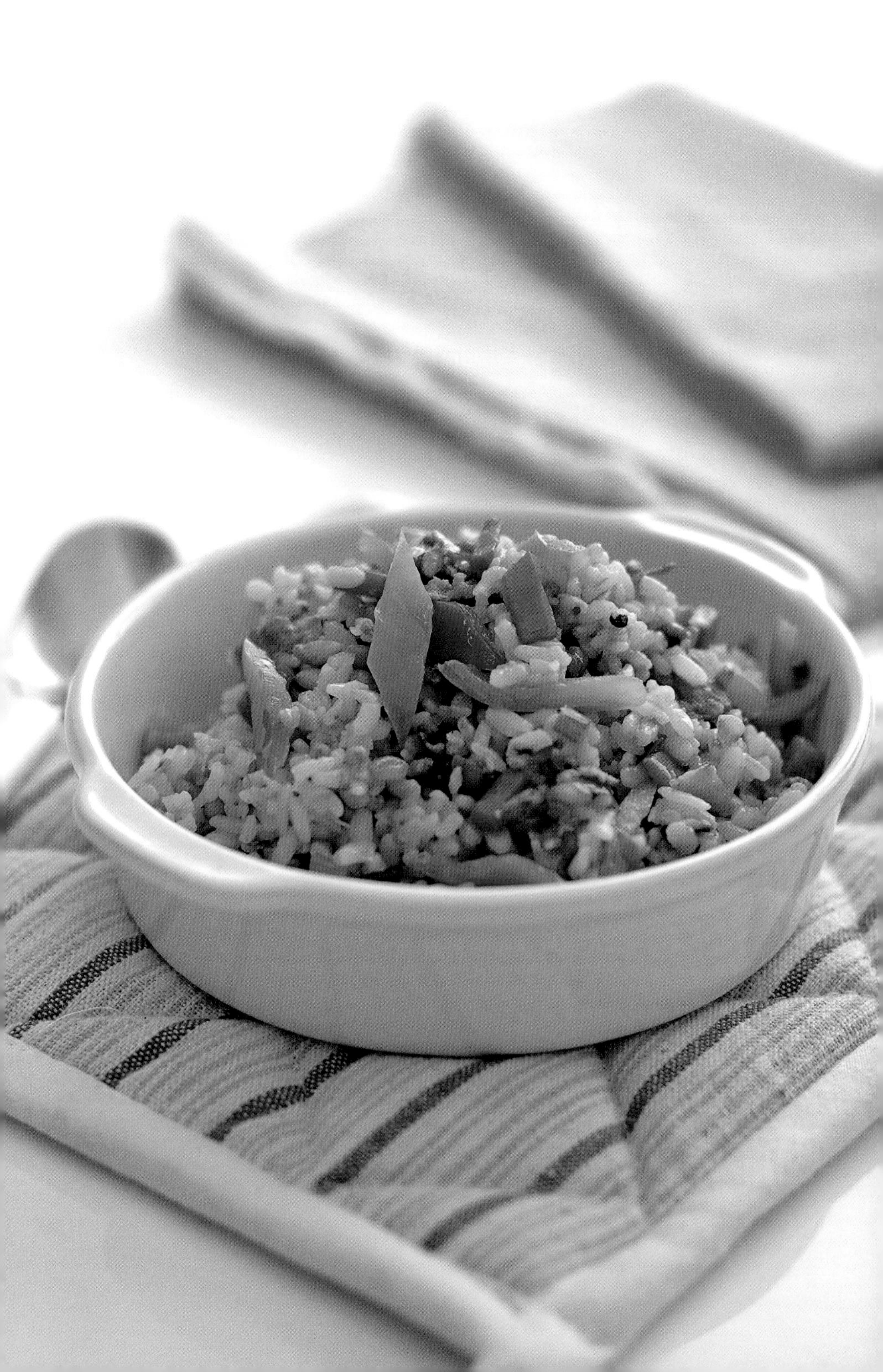

三色彩蔬

虛熱型肥胖瘦身餐

材料

1.胡蘿蔔100公克
2.玉米100公克
3.芹菜100公克

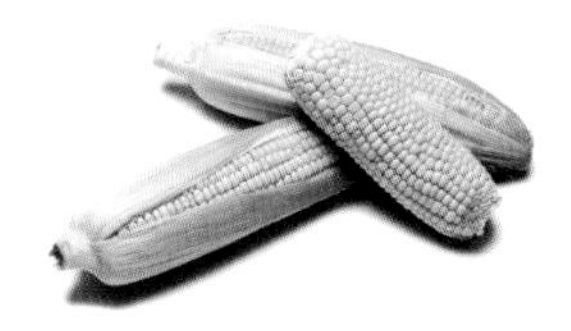

做法

1.將胡蘿蔔切丁，加入新鮮玉米以及芹菜拌炒。
2.加入一點調味料，就是一道美味的料理。

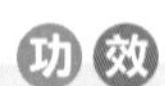

芹菜當中含有許多粗質纖維，有利於腸胃蠕動，還可以預防壓力大、肝火上升所引起的心血管疾病；玉米可以促進脂肪分解，加速胃腸蠕動。

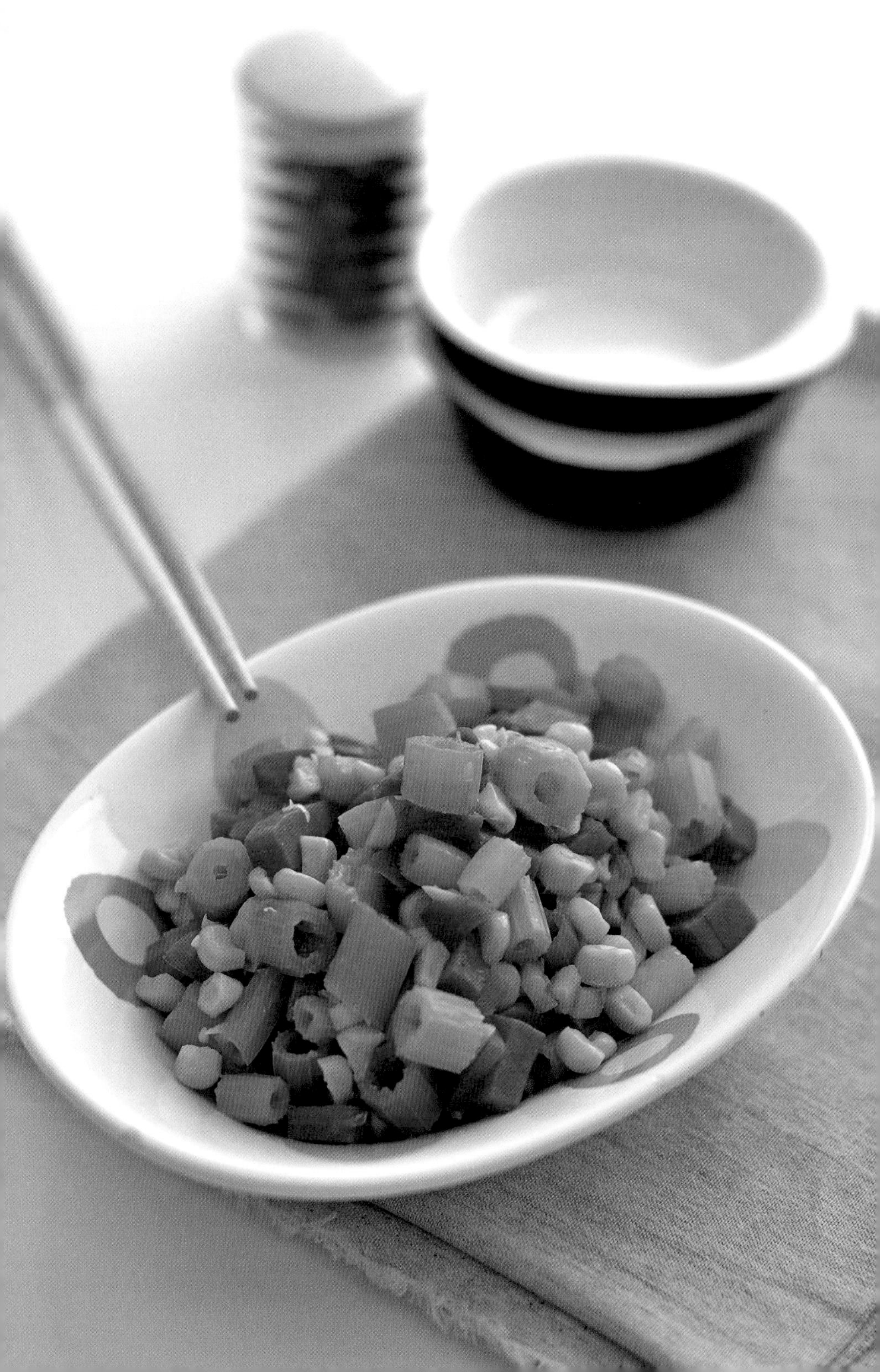

紅豆薏仁粥

水腫型肥胖瘦身餐

材料

1.紅豆50公克
2.薏仁30公克

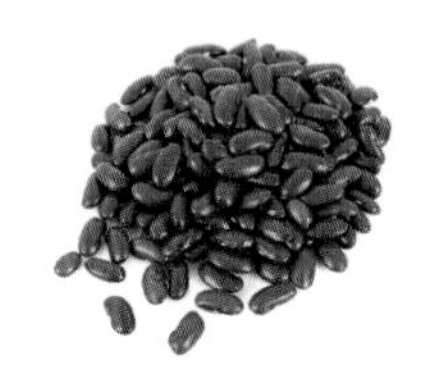

做法

前一晚將紅豆、薏仁洗乾淨，煮滾之後，放入電鍋燜煮，隔天早上加少許的黑糖調味，方便又美味。

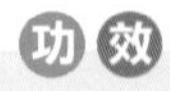

以紅豆薏仁湯做為早餐，能幫助新陳代謝、消除水腫。

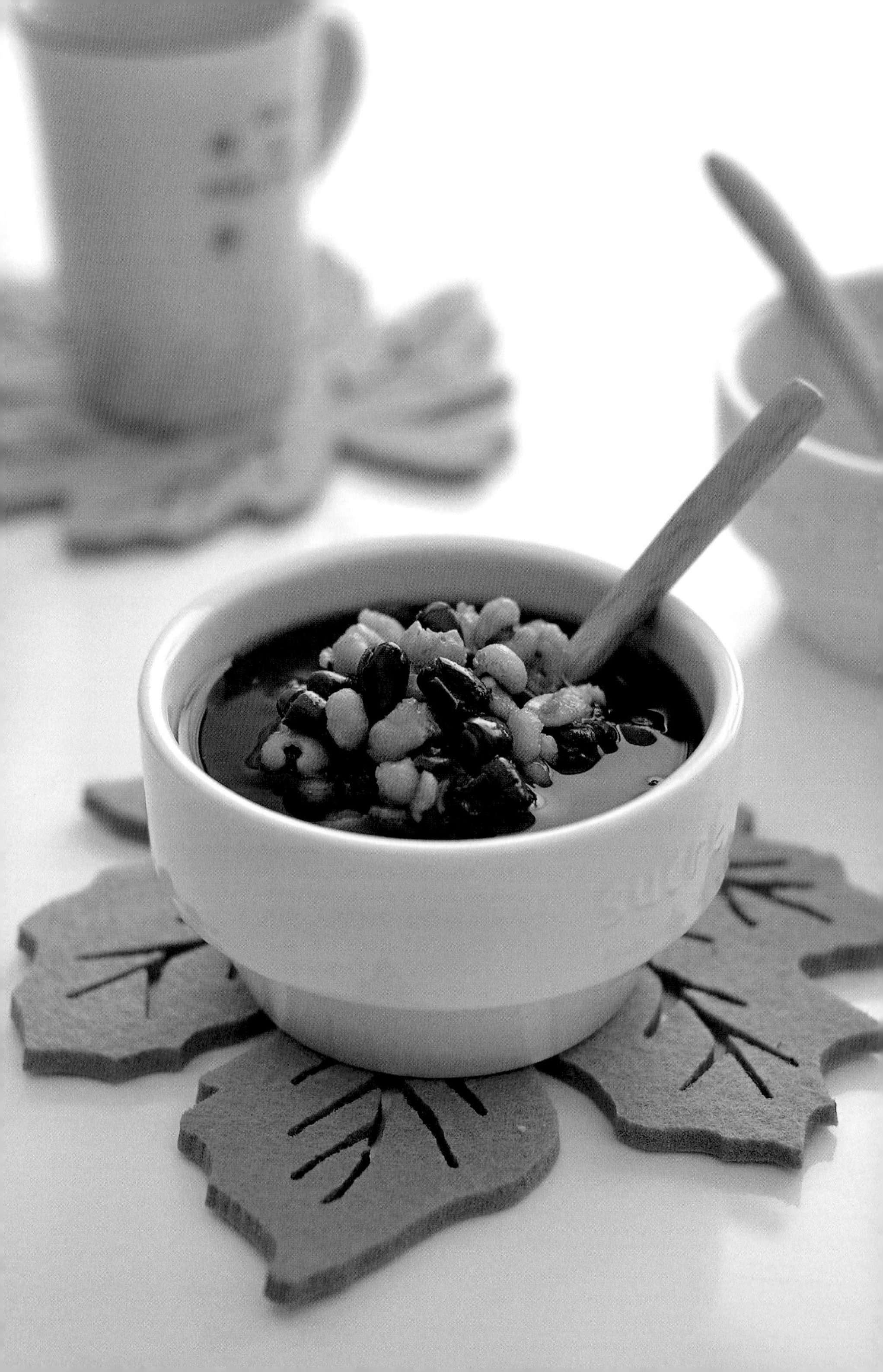

鳳梨炒鮮蔬銀耳

更年期型肥胖瘦身餐

材料

1.鳳梨70 公克
2.白木耳3～4朵
3.黑木耳3～4朵
4.茯苓2片
5.青椒1/2粒
6.紅椒1/2粒
7.黃椒1/2粒
8.薑、蔥少許

做法

1.將白木耳和黑木耳泡水之後、除蒂，剝開使大小一樣。
2.將茯苓撕成小塊，加入2碗水，煮開至剩下1/3時熄火，將水倒出備用。
3.將鳳梨、青椒、黃椒、紅椒切片備用。
4.將鳳梨、薑片、黑木耳、白木耳一起丟入鍋中快炒，再以伏苓湯、鹽、糖調味。
5.加入紅椒片、青椒片、黃椒片繼續炒，最後加入蔥，隨即起鍋。

功效

這道菜能hold住代謝率，鳳梨本身有植物性荷爾蒙，能幫助女性度過更年期，且能消脂。木耳裡含有植物性的膠質，能促進消化，補充膠原蛋白。黑木耳則有助於降血脂、血壓。各色青椒當中含有不同種類維他命，有助於抵抗老化。

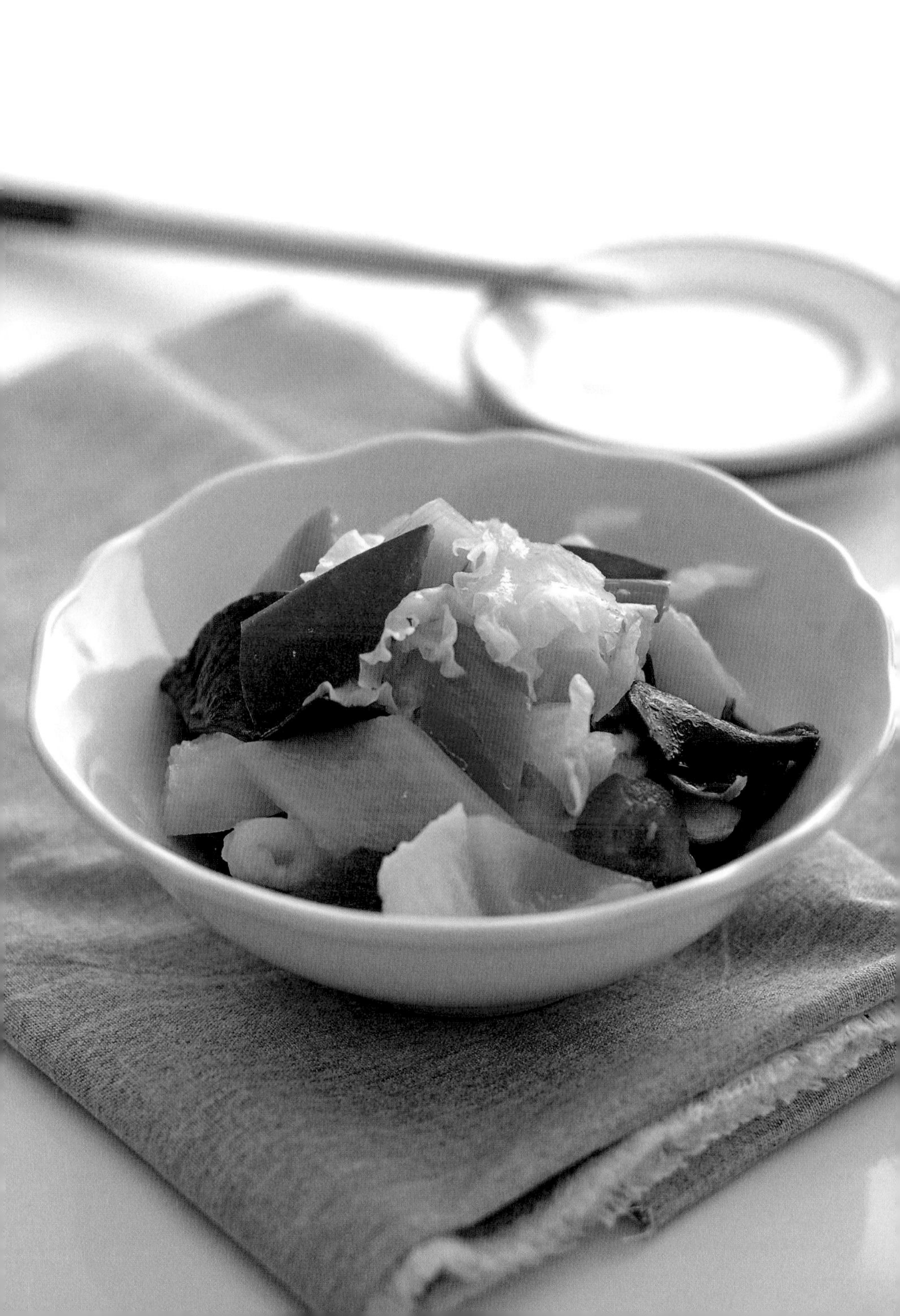

酒釀西谷米

豐胸甜點

材料

1.酒釀30公克
2.西谷米10公克
（前晚泡水八小時胖大脹後，濾水備用）
3.糖少許（冰糖、砂糖皆可）
4.薑片拍扁約20 公克

做法

1. 水煮開，加入薑片、西谷米，煮約三十分鐘。
2.加入冰糖及酒釀約十分鐘可起鍋。

功效

酒釀是絕佳的豐胸食物，其中的酵素可刺激乳腺，且對於冬天易手腳冰冷者也有調養效果。

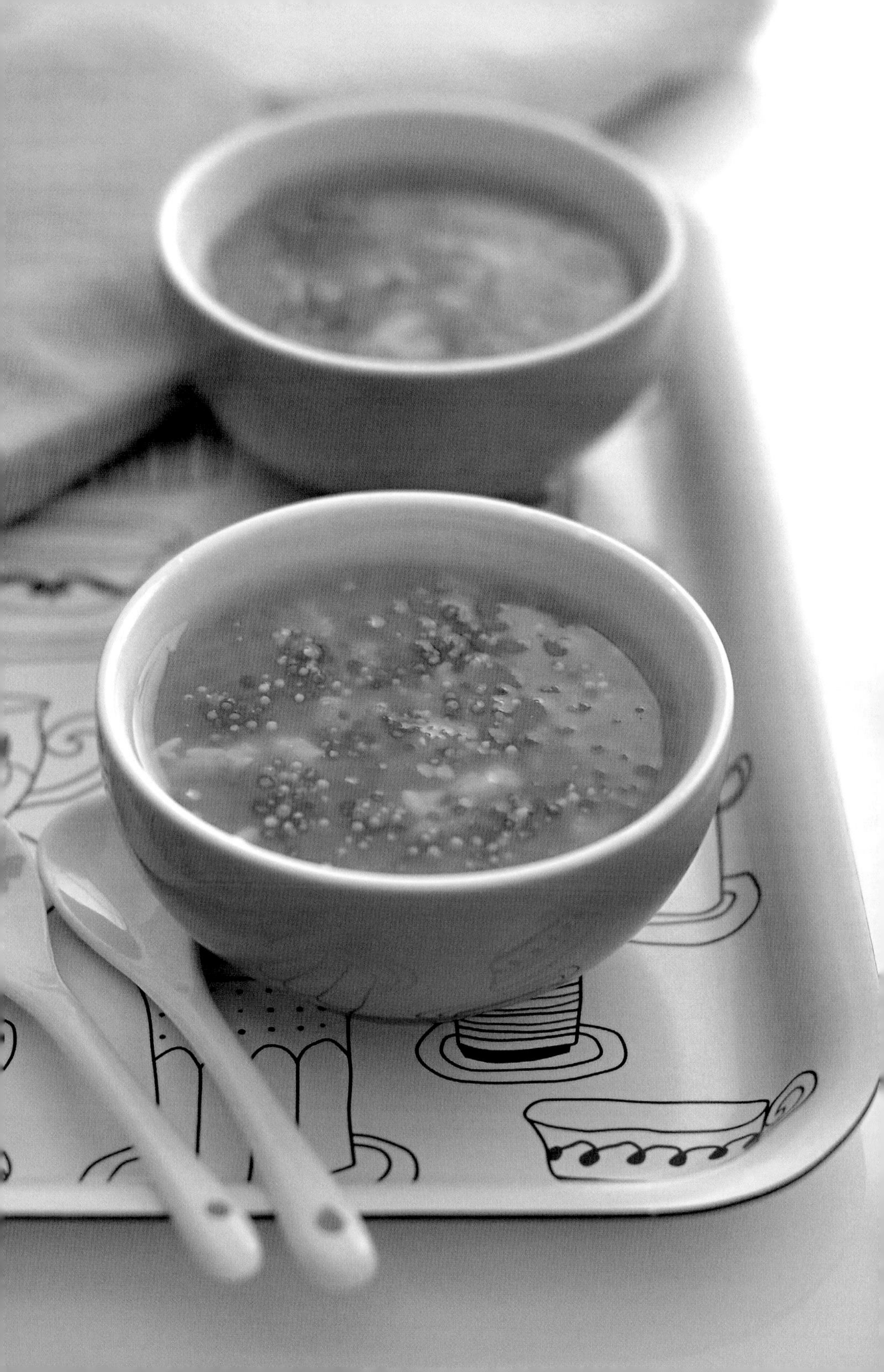

花生豬腳

豐胸通乳餐

材料

1.花生連皮約70公克
2.豬蹄（腳蹄）兩隻剖半
3.通草15公克
4.香菜根連莖葉七株洗淨備用

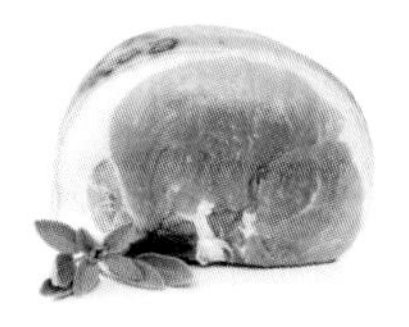

做法

1.汆燙後將豬蹄下冷水鍋，燜煮約三十分鐘。
2.加入花生（最好是台南十一號，蛋白質、油分含量多），滾小火約三十分鐘。
3.納入少許通草（用茶包袋），熬煮約二十分鐘。
4.用少許鹽、糖調味，加入全株香菜，燜煮一分鐘即可起鍋。

功效

豬腳和花生所含的蛋白質可通乳腺，尤其適合想自己哺乳又怕乳腺萎縮的媽媽們。

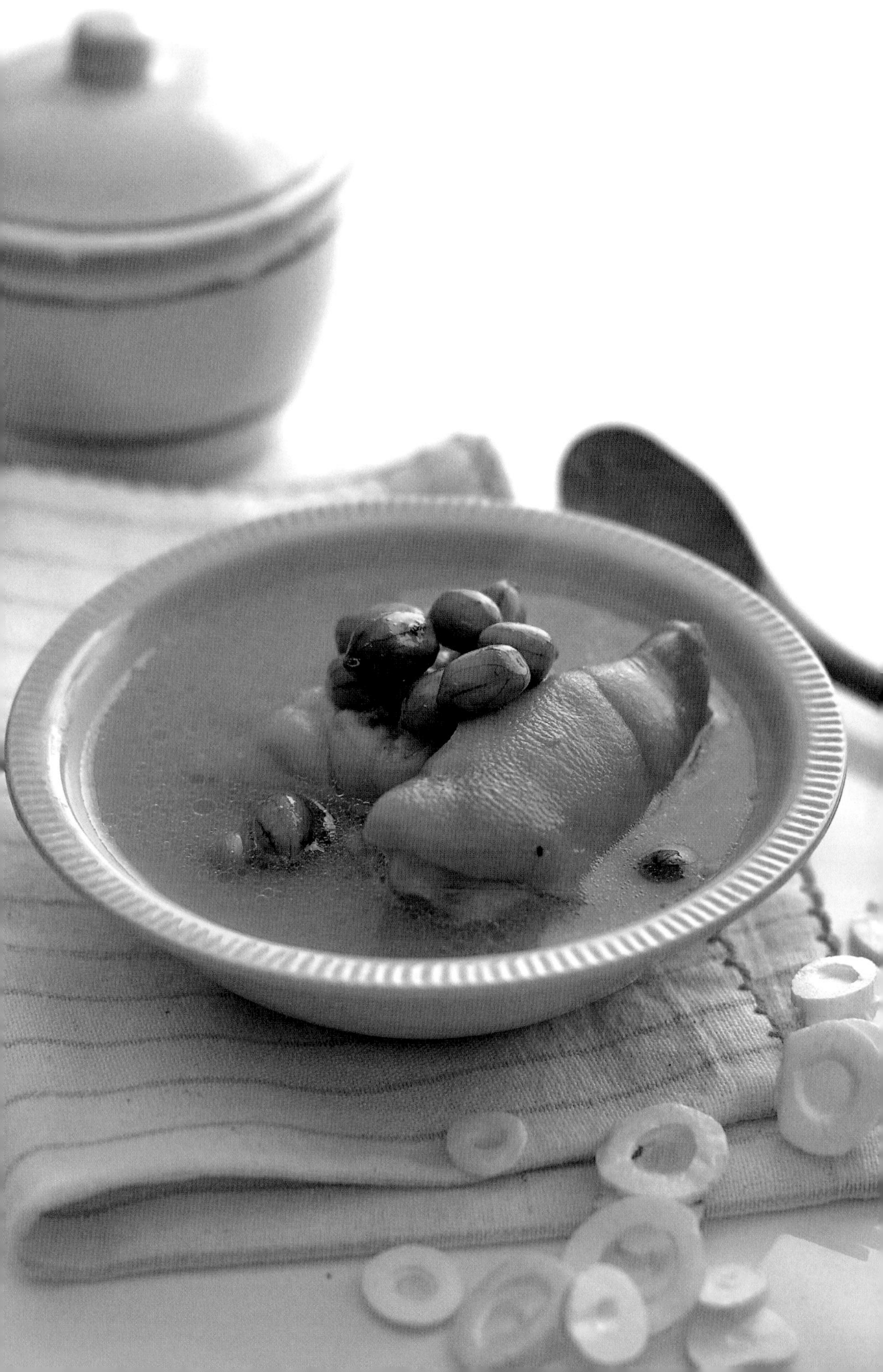

清蒸豆腐Q嫩鱸魚

好氣色美容餐

材料

1.豆腐1塊
2.鱸魚1尾
3.青蔥、薑絲、鹽少許

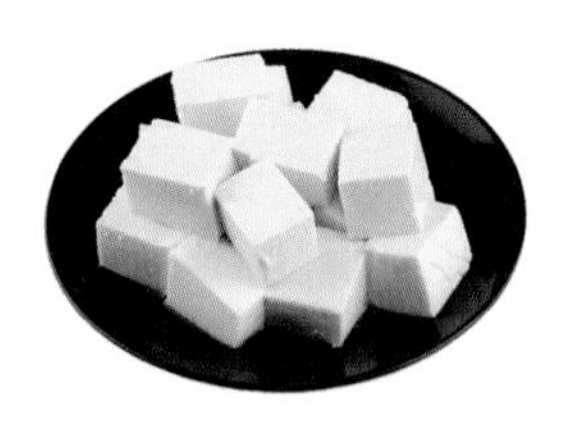

做法

1.將鱸魚清洗好切塊，豆腐切片狀墊在鱸魚下。
2.撒上青蔥與薑絲，一起放入電鍋裡蒸煮，起鍋之前再加入一點鹽調味。

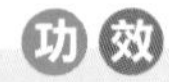

功效

鱸魚和豆腐本身具有很高的蛋白質與膠原蛋白，青蔥和薑絲可以促進血液循環，讓你的氣色更紅潤，吃下去的蛋白質營養更能吸收。

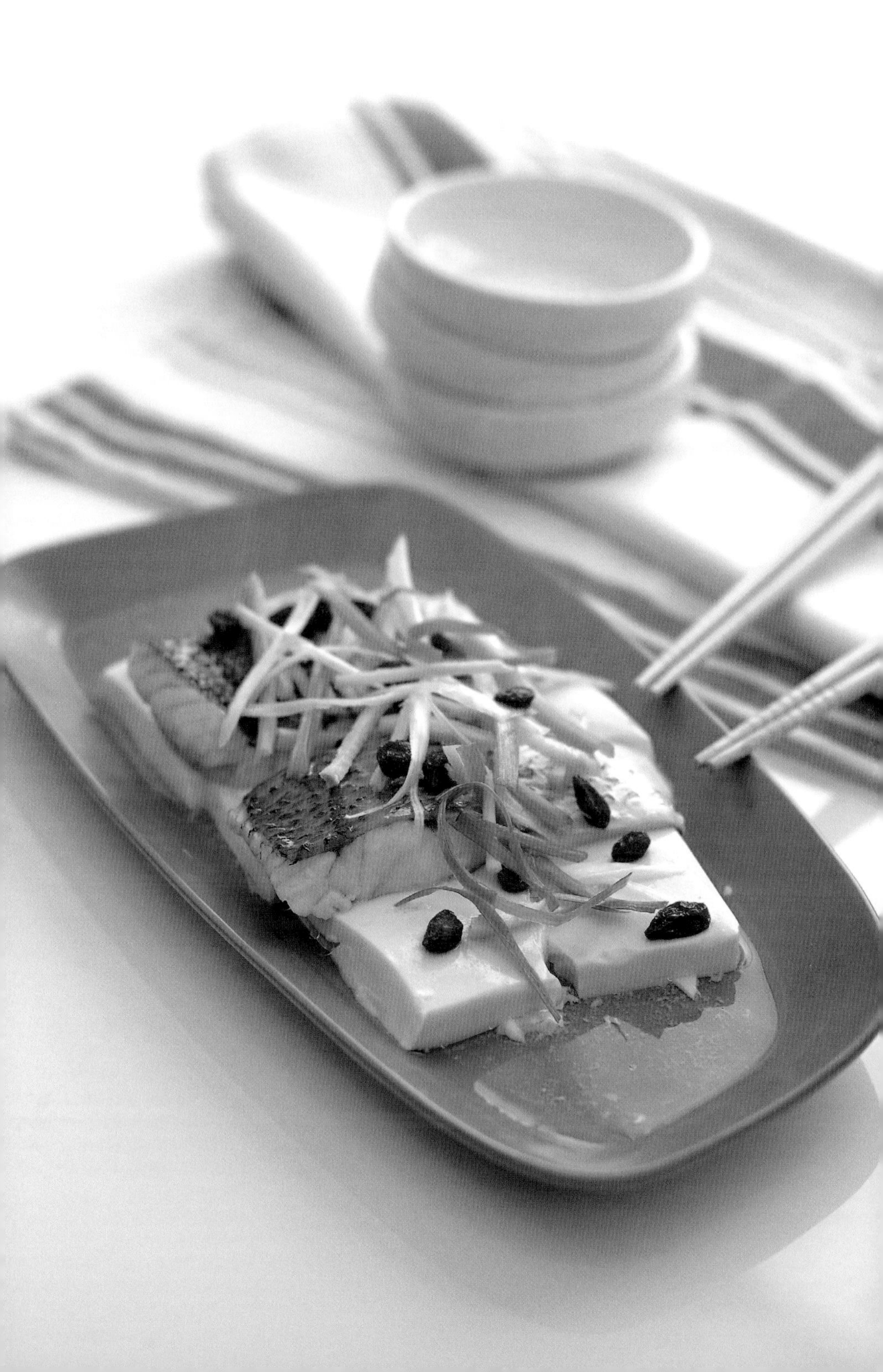

枸杞紅棗元氣蒸蛋

安神滋養餐

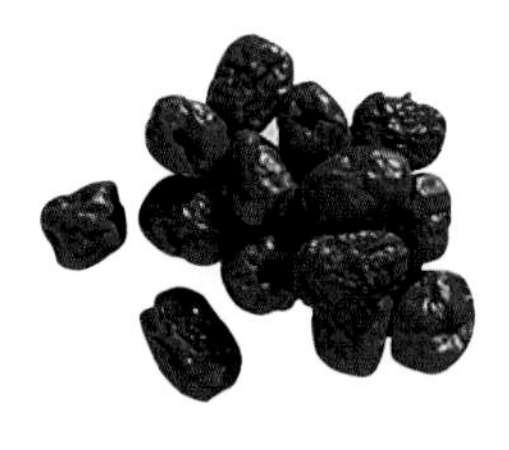

材料

1.枸杞15公克
2.紅棗5顆
3.雞蛋1個

做法

1.將枸杞與紅棗煮成兩碗茶飲，靜置放涼。
2.將兩顆雞蛋打散，加入兩碗枸杞紅棗茶飲，放入電鍋蒸熟。

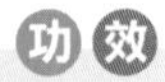

枸杞能補肝腎、滋養強壯，而紅棗則有利於補氣安神，促進血液循環作用，雞蛋有滋陰潤燥作用。

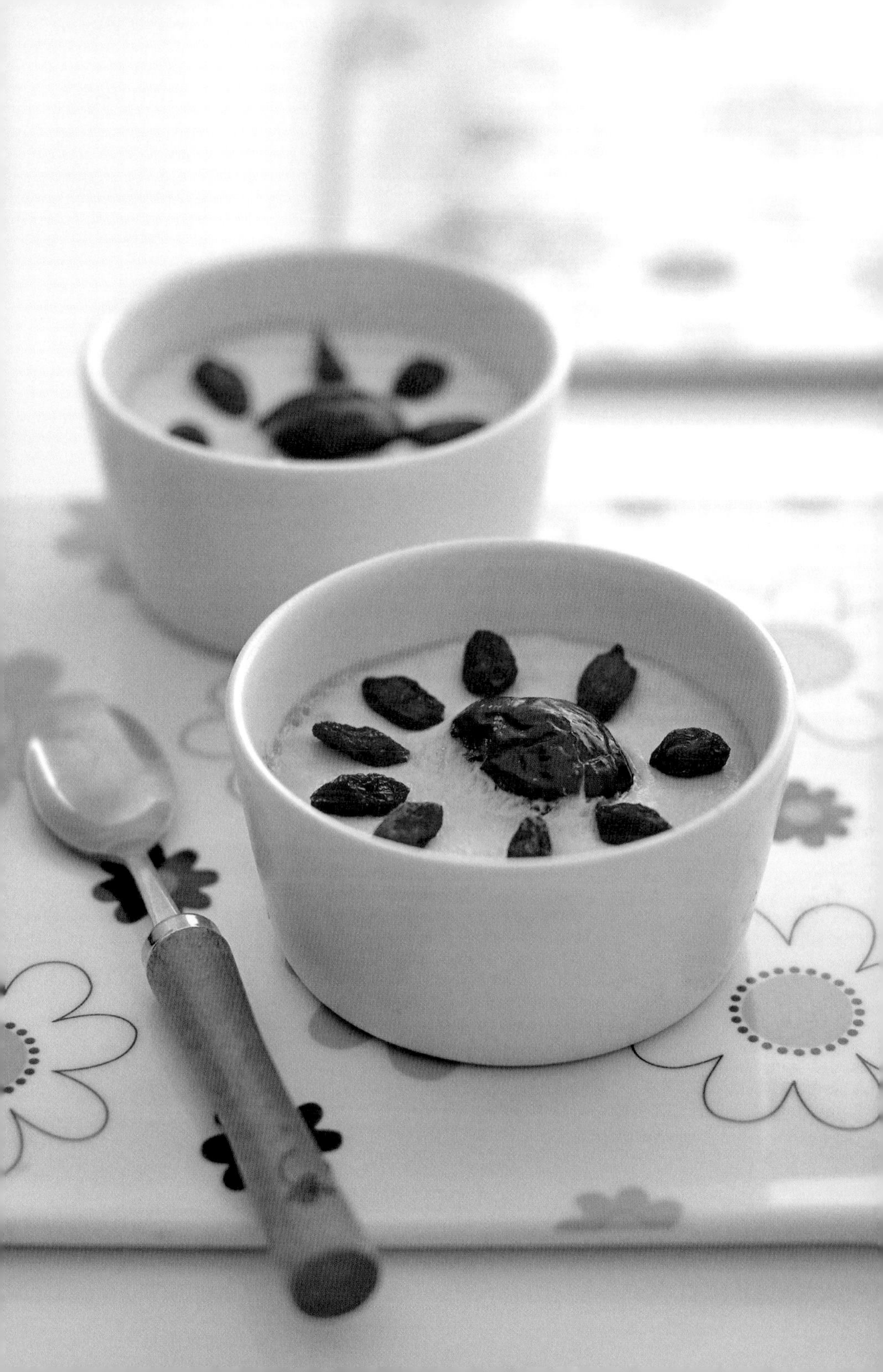

堅果牛奶美人飲

養顏美髮飲品

材料

1.核桃仁25公克
2.黑芝麻15公克
3.全脂牛奶150c.c.

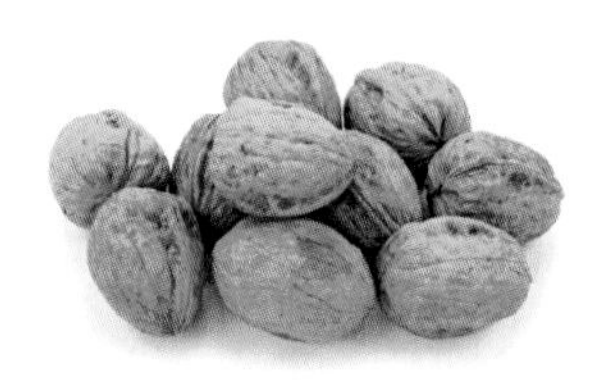

做法

1.將核桃仁與黑芝麻一起打碎。
2.將打碎的核桃仁與黑芝麻，一起放入全脂牛奶中，以小火慢煮至滾沸，即可食用。如果想要美味兼具，可以加入少許冰糖。

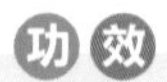

核桃仁具有補腎養血、抗衰老功用，而黑芝麻富含鈣質，能使秀髮維持烏黑亮麗。全脂牛奶具有完整的牛奶鈣質，能夠滋潤腸胃，使皮膚光澤。

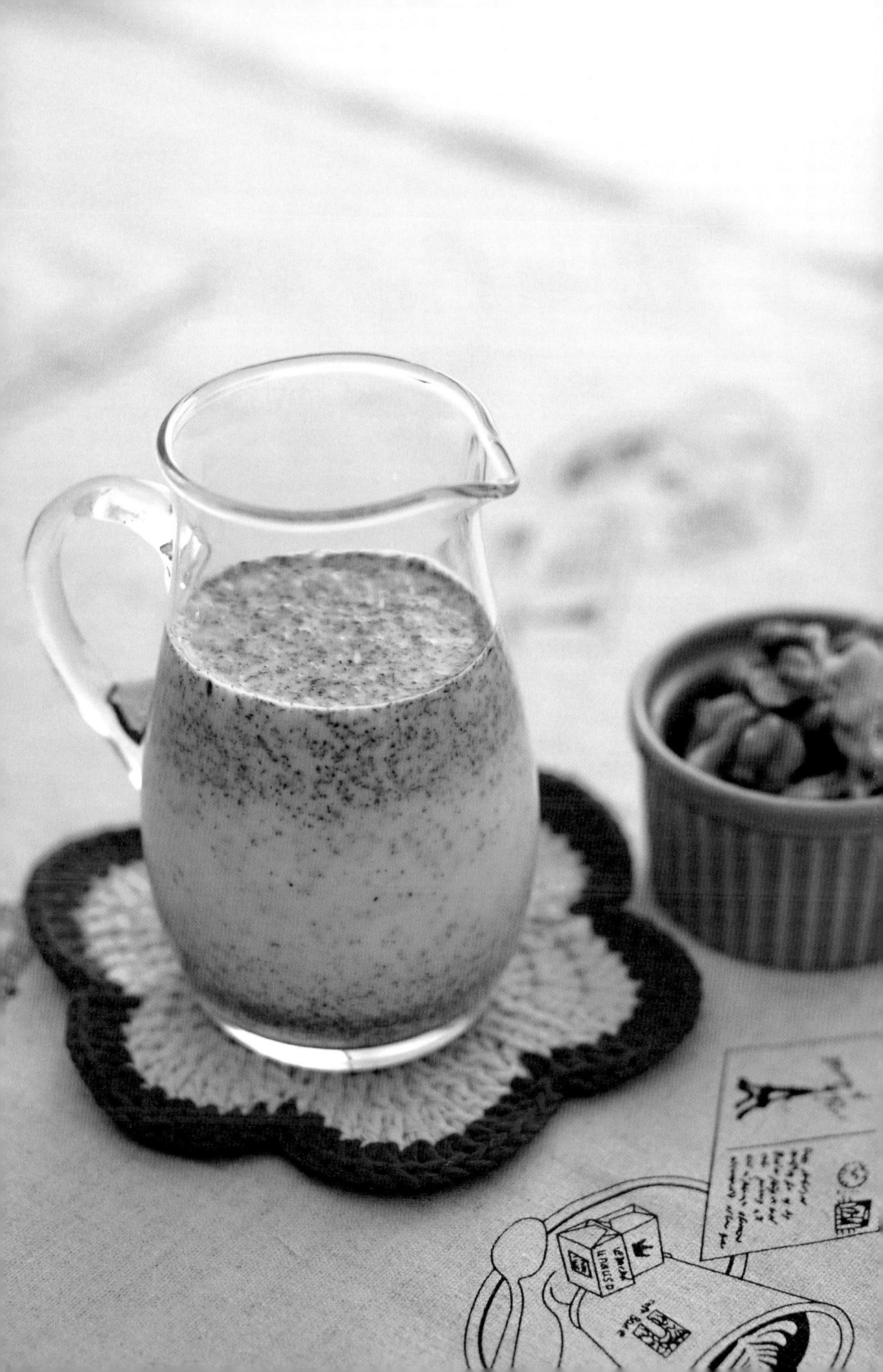

豆漿青春火鍋

除皺補鈣質餐

材料

1.無糖豆漿2000c.c.
2.豬大骨1支
3.羊肉片200公克
4.大白菜1/4顆
5.玉米兩根

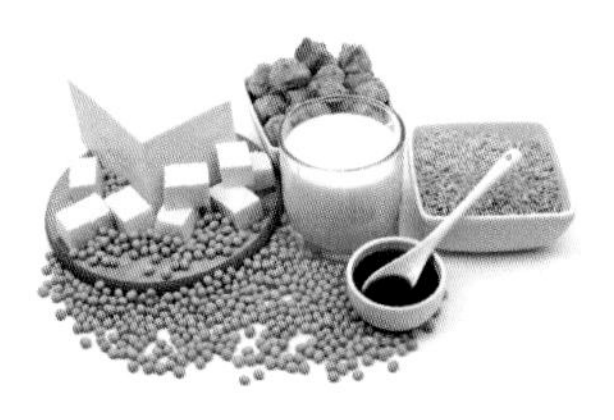

做法

1.將豬大骨加入1500c.c.水熬煮成高湯。
2.加入無糖豆漿，煮沸後轉中火繼續煮10分鐘。
3.加入大白菜、玉米，繼續煮10~15分鐘。
4.可以根據喜好加入羊肉片等各種火鍋食材。

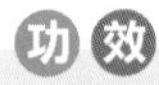

豆漿中含有多種人體必備胺基酸，能夠調節婦女的雌激素，使雌激素分泌正常，潤澤肌膚，減少皺紋產生，而且豆漿中亦含有植物性鈣質，能夠幫助熟女們提早預防骨質疏鬆。

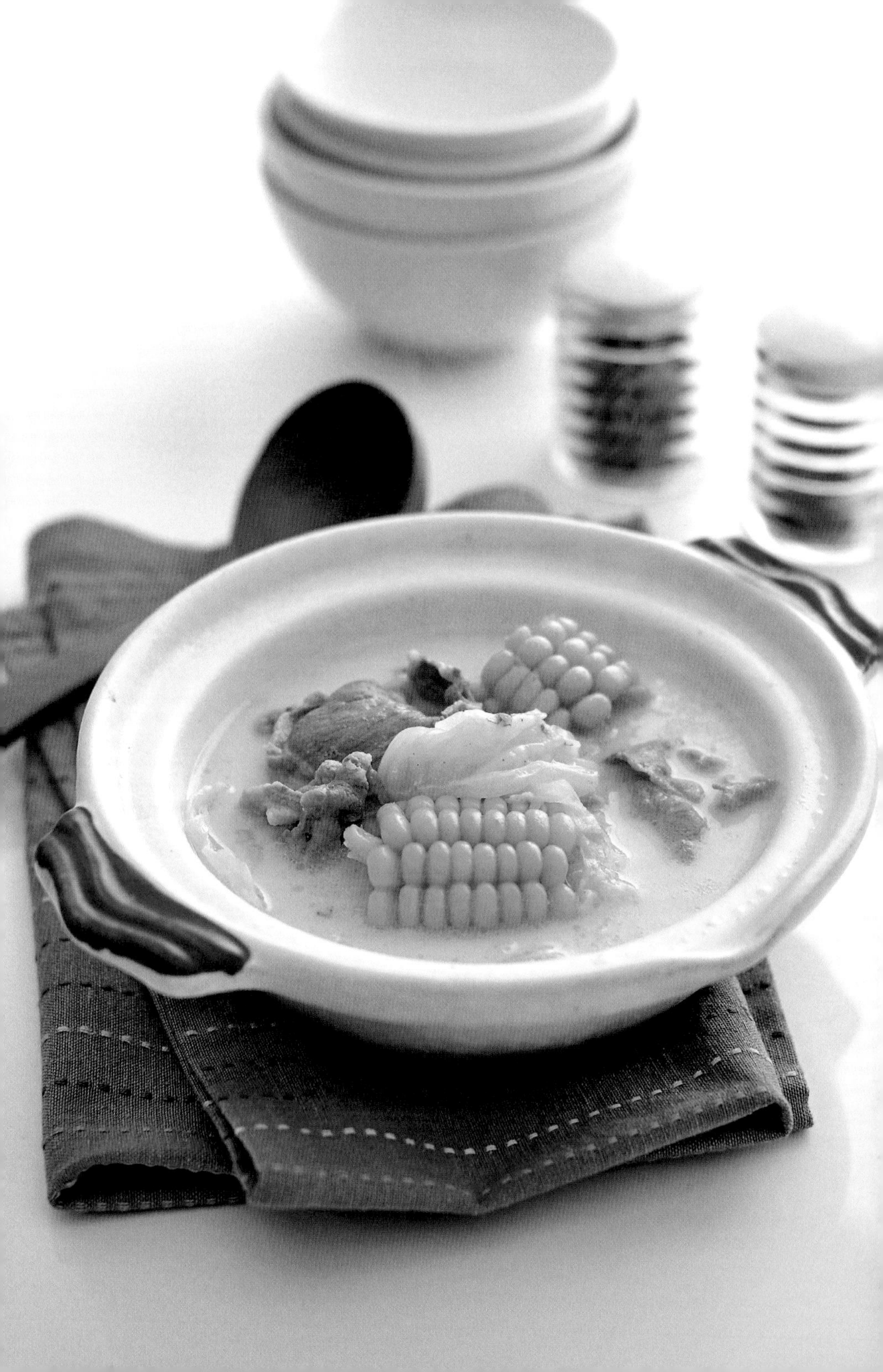

丹參益母湯

助子宮代謝湯品

材料

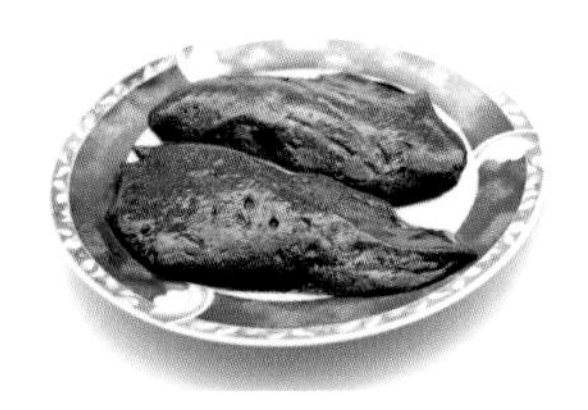

1.丹參10公克
2.益母草10公克
3.絲瓜50公克
4.豬肝五片
5.麻油1匙

做法

1.麻油爆香，加入絲瓜，微煎香沾油即起鍋暫裝盤中。
2.鍋中加入水700c.c、丹參、益母草（裝入茶包袋熬汁，約三十分鐘）。
3.最後加入豬肝，約十分鐘起鍋。

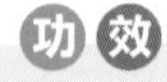

選擇絲瓜爆香豬肝，是因為豬肝麻油爆香太上火，有時熬夜、感冒、便秘、口舌生瘡不宜，而絲瓜爆香麻油就很安全，隨祕可吃。

丹參、益母草能活血化瘀並排除舊血，且對子宮代謝有幫助，特別適合上班久坐、難受孕的女性。

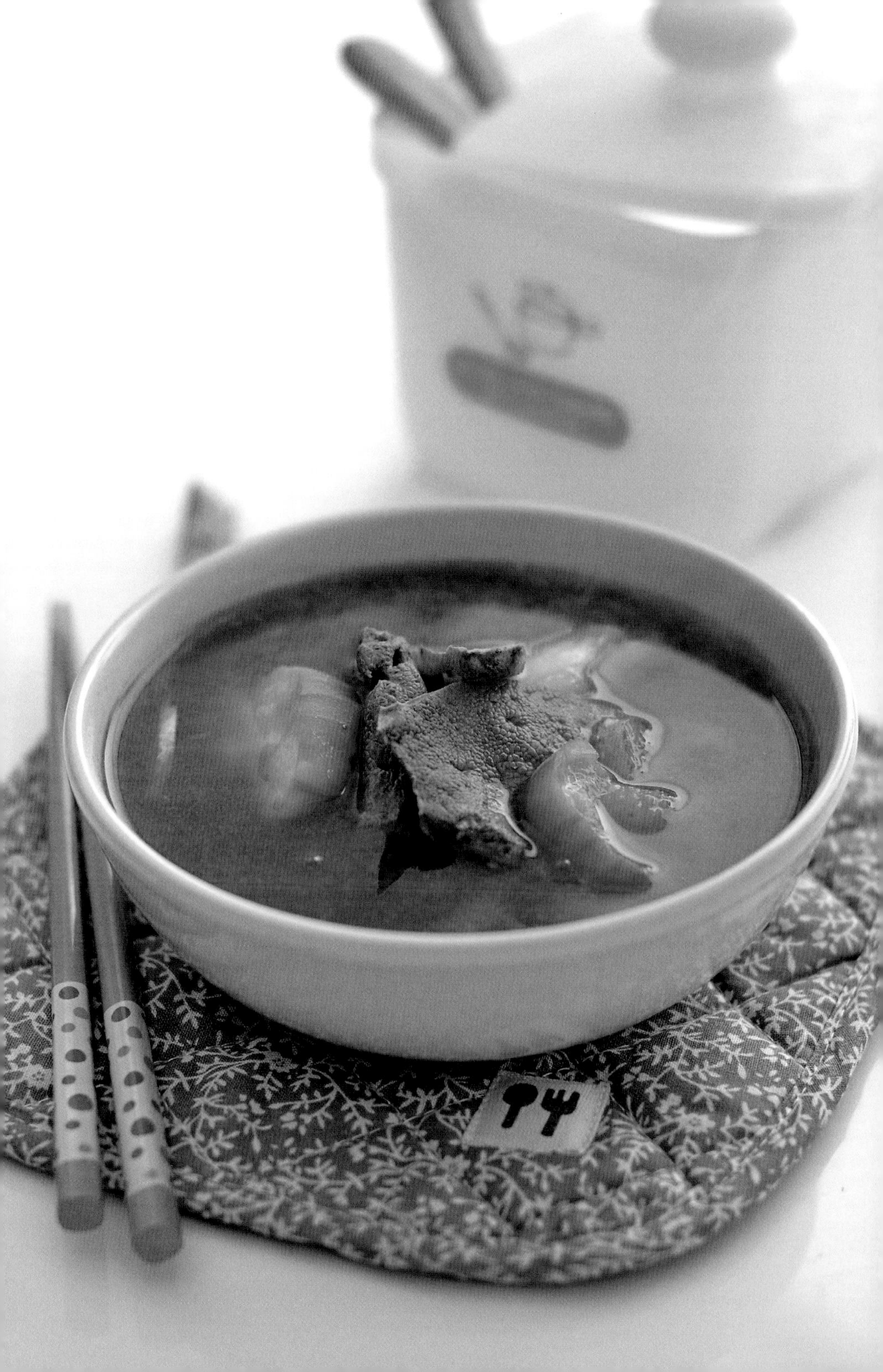

生子三色蛋

提升荷爾蒙助孕餐

材料

1.菟絲子10公克
2.女貞子10公克
3.皮蛋一顆
4.鹹蛋一顆
5.養力蛋三顆

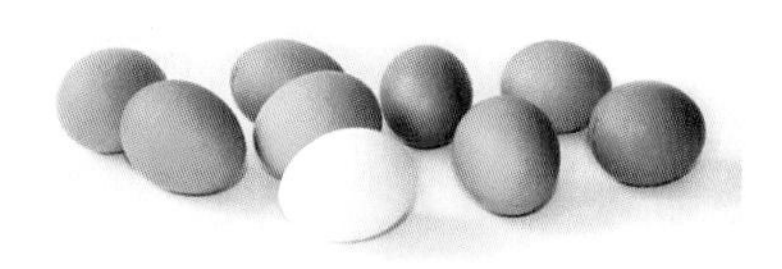

做法

1.皮蛋、鹹蛋（剝殼後)以湯匙碾成小碎塊。
2.雞蛋三顆均勻打散，加入皮、鹹蛋， 拌入菟絲子、女貞子， 用電鍋蒸熟，切塊擺盤即可。

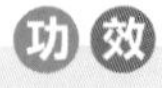

菟絲子、女貞子含植物性激素，可幫助女性體內荷爾蒙濃度提高。對年輕時就荷爾蒙下降者或想延緩更年期者也有效果。

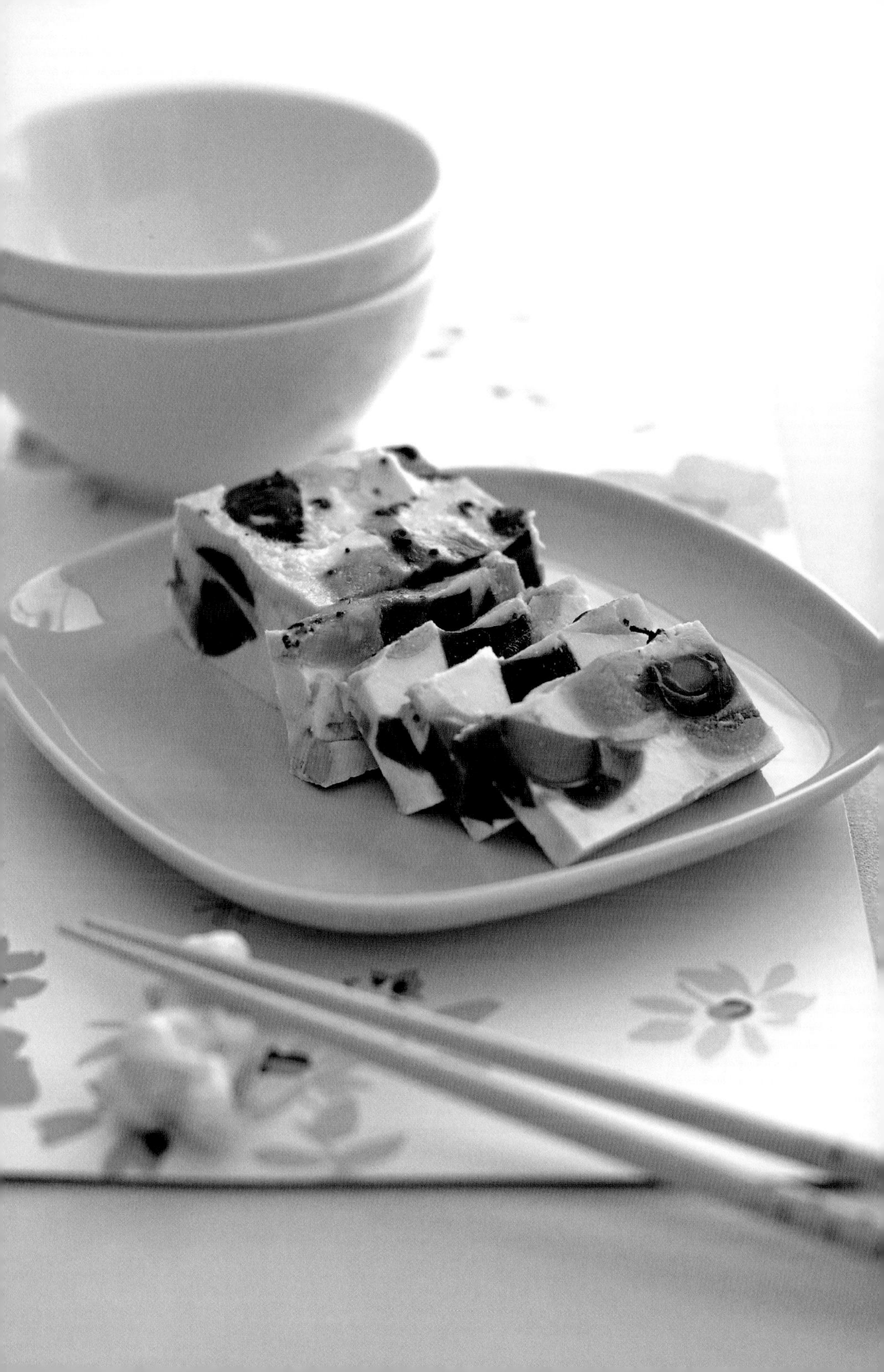

國家圖書館出版品預行編目資料

要瘦要美也要吃喝玩樂 / 鄒瑋倫 著；
-- 初版. -- 臺北市：平安, 2012.03
面；公分. -- (平安叢書；第380種)(真健康；17)
ISBN 978-957-803-817-2(（平裝)

1.減重 2.健康飲食 3.食譜

411.94　　101002452

平安叢書第380種
真健康 17
要瘦要美也要吃喝玩樂
作　　者—鄒瑋倫
發 行 人—平雲
出版發行—平安文化有限公司
台北市敦化北路120巷50號
電話◎02-27168888
郵撥帳號◎15261516號
皇冠出版社(香港)有限公司
香港上環文咸東街50號寶恒商業中心
23樓2301-3室
電話◎2529-1778　傳真◎2527-0904
責任主編—龔橞甄
責任編輯—金文蕙
美術設計—程郁婷
著作完成日期—2012年1月
初版一刷日期—2012年3月

法律顧問—王惠光律師

讀者服務傳真專線◎02-27150507
電腦編號◎524017
ISBN◎978-957-803-817-2
Printed in Taiwan
本書定價◎新台幣280元/港幣93元